Michael

SABER COMER

Michael Pollan es el autor de seis libros, entre ellos *El detective en el supermercado*, un gran éxito de ventas, y *The Omnivore's Dilemma*, que fue considerado uno de los diez mejores libros del año tanto por *The New York Times* como por *The Washington Post*. Ambos volúmenes recibieron el Premio James Beard. Colabora desde hace tiempo con *The New York Times Magazine* y ocupa la cátedra Knight de Periodismo en la Universidad de California, Berkeley.

SABER COMER

SABER COMER

64 reglas básicas
para aprender a comer bien

Michael Pollan

Traducción de
Laura Manero Jiménez

Vintage Español
Una división de Random House, Inc.
Nueva York

Índice

Para mi madre,
que siempre supo que la mantequilla
era más sana que la margarina

SABER COMER

Introducción

En la actualidad, comer se ha convertido en algo muy complicado... innecesariamente, creo yo. Enseguida llegaré a eso del «innecesariamente», pero reflexionemos antes sobre la complejidad que conlleva hoy en día esta actividad tan básica de entre todas las humanas. Muchos de nosotros nos vemos obligados a recurrir a expertos de algún tipo para que nos indiquen cómo debemos comer: médicos y libros de dietética, reportajes sobre los últimos descubrimientos de la ciencia de la nutrición, consejos gubernamentales, pirámides alimentarias e incluso los envases mismos de los alimentos, que cada vez más nos informan sobre sus saludables propiedades. Puede que no siempre sigamos esos sabios consejos, pero cada vez que elegimos un plato de la carta de un restaurante o recorremos el pasillo del supermercado, oímos sus voces resonando en el interior de nuestra cabeza... donde, por cierto, también almacenamos una sorprendente cantidad de bioquímica. ¿No resulta curioso que todos conozcamos, al menos de oídas, palabras como *antioxidante, grasas saturadas, ácidos grasos omega-3, hidratos de carbono, polifenoles, ácido fólico, gluten* y *probióticos*? Hemos llegado a un punto en que ya no es la comida lo que vemos, sino que nos fijamos únicamente en los nutrientes (buenos y malos) que contiene, y desde luego también en las calorías; todas esas cualidades invisibles que conforman nuestra comida son las que, según dicen, si se entienden correctamente guardan el secreto del comer bien.

Sin embargo, a pesar de todos los datos científicos y pseudocientíficos sobre la alimentación que hemos estado digiriendo durante los últimos años, todavía seguimos sin saber qué es lo que hay que comer. ¿Deberían preocuparnos más las grasas que los hidratos de carbono? Pero, si es así, ¿qué hay de las grasas «buenas»? ¿Y los carbohidratos «malos», como el jarabe de maíz rico en fructosa? ¿Hasta qué punto tiene que inquietarnos el gluten? ¿Qué hay de cierto en todo eso de los edulcorantes artificiales? ¿De verdad hay cereales de desayuno que conseguirán que mi hijo rinda más en el colegio, mientras que otros me protegerán a mí contra los ataques cardíacos? ¿Desde cuándo comerse un bol de cereales se considera un tratamiento terapéutico?

Hace unos años, viendo que me sentía tan confuso como el que más, decidí llegar al fondo de una cuestión muy simple: ¿qué hay que comer? ¿Qué sabemos a ciencia cierta de la relación entre la dieta y la salud? No soy experto en nutrición y tampoco científico, sino tan solo un periodista curioso con la esperanza de responder a una pregunta sencilla, por mi bien y por el de mi familia.

Cuando me embarco en este tipo de investigaciones, muchas veces no tardo en darme cuenta de que las cosas son mucho más complejas y relativas (con muchos más matices) de lo que había pensado en un principio. Esta vez no. Cuanto más me internaba en la selva confusa y desconcertante de la ciencia de la nutrición, cuanto más leía sobre las guerras de los ácidos grasos de cadena larga contra los carbohidratos, las escaramuzas de las fibras y los encarnizados debates sobre los suplementos dietéticos, más sencillo se volvía el panorama. Me di cuenta de que, en realidad, la ciencia sabe mucho menos sobre alimentación de lo que cabría esperar. De hecho, la ciencia de la nutrición es un campo que, por decirlo con buenas palabras, está todavía en pañales. Aún se intenta descubrir qué es lo que sucede exactamente en nuestro organismo cuando nos tomamos un refresco, qué propiedades guarda la zanahoria en el fondo de su ser que la hacen un alimento tan sano, o por qué narices habrá tantísimas neuronas (¡células del cerebro, nada menos!) precisamente en el estómago. Se trata de un tema fascinante, y es una rama de la ciencia que algún día proporcionará respuestas definitivas a todas esas preguntas que tanto nos preocupan sobre nuestra alimentación, pero, tal como los nutricionistas mismos admiten por el momento, todavía no las tienen. Y les falta mucho camino por recorrer. La ciencia de la nutrición, que a fin de cuentas solo tiene doscientos años de historia, en la actualidad más o menos es lo que era la cirugía allá por el año 1650: una especialidad muy prometedora y en la que se estaban realizando avances muy interesantes, pero ¿estaríamos dispuestos a dejarnos operar? Creo que yo esperaría unos cuantos años más.

Con todo, además de haber aprendido una barbaridad sobre lo que desconocemos de la nutrición, también he aprendido unas cuantas cosas muy importantes que sí sabemos con certeza sobre los alimentos y la salud, y eso es precisamente a lo que me refería cuando decía que el panorama se volvía más sencillo cuanto más me internaba en él.

Existen básicamente dos cosas importantes que debemos saber sobre la relación entre la dieta y la salud, dos hechos nada controvertidos. Todas las partes contendientes en las guerras de la nutrición están de acuerdo en estos dos puntos, y, lo que resulta aún más importante para nuestros propósitos, se trata de dos hechos lo bastante sólidos como para que podamos elaborar una dieta sensata basándonos únicamente en ellos. Aquí los tenemos:

HECHO N.º 1: Las poblaciones que se alimentan con lo que podría denominarse una dieta occidental (que normalmente se define como una dieta consistente en muchísimos alimentos procesados y muchísima carne, muchísimos azúcares y grasas añadidos, muchísimos cereales refinados, muchísimo de absolutamente todo menos verdura, fruta y cereales integrales) presentan siempre altos índices de lo que podríamos denominar enfermedades occidentales: obesidad, diabetes tipo 2, enfermedades cardiovasculares y cáncer. Casi toda la obesidad y la diabetes tipo 2, el 80 por ciento de las enfermedades cardiovasculares y más de una tercera parte de todos los cánceres pueden relacionarse con esta dieta. En Estados Unidos, cuatro de las diez principales causas de mortalidad son enfermedades crónicas vinculadas a ella. La ciencia de la nutrición no admite discusión acerca de ese vínculo; la preocupación de los expertos es más bien la de identificar, de entre todos los nutrientes de la dieta occidental, cuál es el culpable, el que podría ser responsable de todas esas enfermedades crónicas. ¿Son las grasas saturadas o los carbohidratos refinados? ¿Quizá la falta de fibra, las grasas trans, los ácidos grasos omega-6…? ¿Qué? Lo mismo da. El caso es que, aunque no seamos científicos, ya sabemos todo lo que necesitamos saber para ponerle remedio: el problema, por los motivos que sea, es ese tipo de dieta en concreto.

HECHO N.º 2: Las poblaciones que se alimentan con una dieta tradicional, de las que existe una gama extraordinariamente variada, no suelen padecer tanto estas enfermedades crónicas. Esas dietas van desde las que tienen un alto contenido en lípidos (los inuits, en Groenlandia, subsisten en gran medida gracias a la grasa de foca) hasta las dietas basadas en hidratos de carbono (los indígenas de América Central se alimentan sobre todo de maíz y frijoles) o las que tienen un alto contenido proteico (los masáis, en África, viven principalmente de la sangre, la carne y la leche de su ganado), por citar solo tres ejemplos muy extremos. Sin embargo, lo mismo sucede con muchas otras dietas tradicionales mixtas. Esto apunta a que no existe una única dieta humana ideal, sino que el omnívoro humano tiene una capacidad exquisita para adaptarse a una amplia gama de alimentos diferentes y a una variedad de dietas distintas. Bueno, menos a una: la dieta occidental, relativamente nueva (desde el punto de vista evolutivo) y que constituye la forma en que nos alimentamos la gran mayoría en la actualidad. ¿No es un logro fuera de lo común para una civilización? ¡Hemos creado la única dieta que consigue enfermar a la gente! (Aunque en general es cierto que vivimos más años que antes, o más años que los que viven las personas en algunas culturas tradicionales, la mayoría de esos años que hemos ganado se deben al descenso de la mortalidad infantil y la mejora de la salud en la infancia, no a nuestra dieta.)

En realidad hay un tercer hecho, muy esperanzador, que se desprende de los dos anteriores: quienes han conseguido apartarse de la dieta occidental han experimentado una mejora espectacular en su salud. Disponemos de estudios fiables que parecen indicar que los efectos de la dieta occidental pueden revertirse, y con relativa rapidez, además.[1] Se realizó un experimento en el que una población típica estadounidense modificó, aunque muy modestamente, su dieta (y estilo de vida) occidental y logró reducir en un 80 por ciento sus probabilidades de padecer enfermedades coronarias, en un 90 por cien-

1. Para más información sobre las investigaciones acerca de la dieta occidental y sus alternativas puede consultarse mi anterior libro, *El detective en el supermercado* (2009). Gran parte de la base científica en la que se apoyan las reglas de este libro se encuentra allí.

to las de padecer diabetes tipo 2 y en un 70 por
ciento las de sufrir cáncer de colon.[2]

Aun así, por extraño que parezca, estos dos
(o tres) hechos fehacientes no suelen tenerse en
cuenta en las investigaciones sobre nutrición, ni
siquiera en las campañas de salud pública que se
ocupan de la dieta. En lugar de eso, los investigadores intentan descubrir cuál es ese nutriente
maligno de la dieta occidental, el culpable de todos los males, para que los productores del sector alimentario puedan retocar sus productos
sin que tengamos que variar ni un ápice nuestros hábitos alimentarios, o para que las farma-
céuticas puedan desarrollar un antídoto y ven-
dérnoslo. ¿Por qué? Bueno, pues porque hay
mucho dinero invertido en ese modelo dieté-
tico. Cuanto más se procesa cualquier alimento,

---

2. La dieta de este experimento en concreto se caracterizaba
por una baja ingestión de grasas trans; una ratio elevada de grasas
poliinsaturadas frente a saturadas; una alta ingestión de cereales
integrales; dos raciones de pescado a la semana; la dosis diaria re-
comendada de ácido fólico, y por lo menos cinco gramos de alcohol al día. Los cambios en el estilo de vida consistieron en dejar de
fumar, mantener un índice de masa corporal (IMC) por debajo
de 25 y treinta minutos diarios de ejercicio. Citando al escritor
Walter Willett: «Es enorme el potencial de prevención de enfermedades que tienen unos modestos cambios en la dieta y el estilo
de vida del todo compatibles con la vida del siglo XXI» («The Pur-
suit of Optimal Diets: A Progress Report», *Nutritional Geno-
mics: Discovering the Path to Personalized Nutrition*, editado
por Jim Kaput y Raymond L. Rodriguez, John Wiley & Sons,
Nueva York, 2006).

más rentable resulta. La industria farmacéutica gana más dinero tratando enfermedades crónicas (fuente de tres cuartas partes de los más de dos billones de dólares que los estadounidenses se gastan todos los años en productos farmacéuticos) que con su prevención. Así que seguimos sin darnos por aludidos y, en lugar de eso, nos obsesionamos con los nutrientes buenos y los nutrientes malos, cuyas identidades parecen variar con cada nuevo estudio que se publica. Sin embargo, para la industria de la alimentación esta incertidumbre no es necesariamente un problema, porque el desconcierto también resulta un buen negocio. Así, los expertos en nutrición se vuelven indispensables, los productores de alimentos pueden reinventar sus productos (junto con sus supuestas propiedades beneficiosas para la salud) para adaptarse a los últimos descubrimientos, y los que nos ganamos la vida comentando estos temas en los medios de comunicación tenemos una fuente constante de datos nuevos sobre alimentación y salud con los que escribir nuestros artículos. Todo el mundo sale ganando. Bueno, todo el mundo menos los que comemos.

Como periodista, aprecio mucho el valor del desconcierto generalizado: nuestro negocio consiste en explicar, y si las respuestas a las preguntas que investigamos resultaran demasiado simples, nos quedaríamos sin trabajo. Lo cierto es que yo mismo viví un momento más que inquietante cuando, después de un par de años investigando sobre nutrición para mi último libro, *El detective en el supermercado*, me di cuenta de que la respuesta a esa pregunta que se suponía tan increíblemente complicada —¿qué hay que comer?— no era ni muchísimo menos tan difícil. De hecho, se podría condensar en tan solo siete palabras:

Come comida. Con moderación.
Sobre todo vegetales.

Eso era lo fundamental. Descubrirlo me resultó muy gratificante. Había dado con un lecho de roca firme en el fondo del pantano de la ciencia de la nutrición: siete palabras sencillas que se entendían sin necesidad de licenciarse en bioquímica. Sin embargo, al mismo tiempo también me llevé un buen susto, porque mi editor esperaba varios miles de palabras más. Por suerte para ambos, me di cuenta de que la historia de cómo una cuestión tan simple como qué hay que comer se ha convertido en algo tan complicado era algo que merecía la pena explicar, y esa fue la idea principal de aquel libro.

La idea principal de este es muy diferente. No se ocupa tanto de teorías, historia y ciencia como de la vida cotidiana y de nuestros hábitos. En este breve libro, reducido al mínimo, desarrollo esas siete palabras en una serie de reglas o consejos accesibles, pensados para ayudarnos a comer comida de verdad y con moderación y, gracias a eso, dejar de lado la dieta occidental en la medida de lo posible. Las reglas están escritas en un lenguaje muy de andar por casa. He evitado la jerga de la nutrición o la bioquímica, aunque en la mayoría de los casos siempre hay un estudio científico que respalda lo que digo.

No es que este libro sea anticientífico. Al contrario, en la investigación para redactar y revisar estas reglas, la ciencia y los científicos me han sido muy útiles. Pero soy escéptico respecto a mucho de lo que hoy en día se hace pasar por ciencia de la nutrición, y estoy convencido de que en el mundo existen otras fuentes de sabiduría y otros lenguajes con los que hablar de manera inteligente sobre la alimentación. Los seres humanos habían comido bien y se habían mantenido sanos durante milenios antes de que llegara la ciencia de la nutrición para decirnos cómo comer; alimentarse de una forma saludable sin tener ni idea de lo que es un antioxidante es perfectamente posible.

Así pues, ¿en quiénes confiábamos antes de que los científicos (y a su vez los gobiernos, los organismos de salud pública y los productores de alimentos) nos dijeran qué debemos comer? Confiábamos, qué duda cabe, en nuestras madres, nuestras abuelas e incluso en nuestros antepasados más lejanos, lo cual es otra forma de referirnos a la tradición y la cultura. Sabemos que existe una amplia reserva de sabiduría alimentaria ahí fuera, porque, si no, los humanos no habríamos sobrevivido y prosperado hasta la actualidad. Esa sabiduría dietética es la destilación de un proceso evolutivo en el que han participado muchas personas en muchos lugares diferentes, pensando en qué hace que la gente siga sana (y qué no) y transmitiendo ese conocimiento a las nuevas generaciones en forma de hábitos gastronómicos, combinaciones de alimentos, costumbres, reglas, tabúes, prácticas del día a día y de temporada, así como refranes y dichos memorables. ¿Son infalibles esas tradiciones? No. Existen también muchísimos cuentos de viejas que, cuando se someten a examen, resultan ser poco más que supersticiones. Pero sí merece la pena conservar gran parte de esa sabiduría popular sobre los alimentos, revivirla y tenerla muy presente.

Saber comer destila todos esos conocimientos y los convierte en 64 reglas sencillas para comer bien y disfrutar. Las reglas están formuladas en términos culturales más que científicos, aunque en muchos casos la ciencia ya ha corroborado lo que la cultura sabe desde hace tiempo; no es extraño que estos dos lenguajes o estas dos formas de saber tan diferentes lleguen a menudo a una misma conclusión (como, por ejemplo, cuando hace poco los científicos confirmaron que la práctica tradicional de comer tomate con aceite de oliva es muy saludable, ya que así le resulta más fácil de asimilar al organismo). También he intentado no hablar demasiado de nutrientes, no porque no sean importantes, sino porque esa fijación absoluta con los nutrientes hace que no prestemos atención a otros aspectos de la comida que son más relevantes. Los alimentos son más que la suma de los nutrientes que contienen y, además, todavía nos falta mucho para llegar a entender la forma en que estos se combinan. Puede que el grado de procesamiento al que se ha sometido un alimento nos dé una pista más importante sobre si es beneficioso o no para la salud; el hecho de procesarlo no solo puede eliminar nutrientes y añadir productos químicos tóxicos, sino que también hace que el alimento se asimile con mucha más facilidad, lo cual puede ser problemático para el metabolismo de la insulina y las grasas. Es más, los plásticos que suelen utilizarse para empaquetar los alimentos procesados pueden presentar un riesgo añadido para la salud. Por eso muchas de las reglas de este libro están pensadas para ayudar a evitar los alimentos demasiado procesados… que yo prefiero llamar «sustancias comestibles con aspecto alimenticio».

La mayoría de estas reglas las he escrito yo mismo, pero muchas de ellas no tienen un único autor. Son perlas de la cultura gastronómica, a veces antiquísimas, que merecen nuestra atención porque pueden ayudarnos mucho. He recopilado dichos populares sobre la comida utilizando una gran variedad de fuentes (los dichos más antiguos aparecen entrecomillados), he consultado a especialistas en folclore y antropólogos, médicos, enfermeras, nutricionistas y dietistas, además de una gran cantidad de madres, abuelas y bisabuelas. He pedido incluso a mis lectores que me hagan llegar sus propias reglas sobre alimentación, y también al público de las conferencias y los discursos que he pronunciado en tres continentes. He facilitado una dirección electrónica para que la gente pueda mandarme correos con consejos que hayan oído a sus padres u otras personas y que personalmente les hayan resultado útiles. Una sola de esas peticiones, publicada en el blog «Well» del *New York Times*, obtuvo 2.500 respuestas. No todas ellas tenían demasiado sentido (no creo que «Un solo tipo de carne por pizza» sea una receta infalible para tener una salud de hierro), pero muchas sí, y algunas han acabado encontrando su lugar en este libro. Gracias a todos por haber contribuido al proyecto. Al reunirlas, estas reglas se convierten en una especie de voz coral de la sabiduría gastronómica popular. Mi trabajo no ha sido tanto el de crear esa sabiduría como el de recopilarla y revisarla. Estoy convencido de que esa voz tiene tanto que enseñarnos como las voces de la ciencia, la industria y el gobierno, o incluso más.

Cada una de las 64 reglas del libro viene acompañada de uno o dos párrafos explicativos, a excepción de unas cuantas que se explican por sí solas. No es necesario aprendérselas ni memorizarlas todas, porque muchas de ellas van a parar al mismo sitio. Por ejemplo, tanto la regla número 11 («Evita alimentos que veas anunciados en televisión») como la número 7 («Evita productos que contengan ingredientes que un niño de primaria no pueda pronunciar») están pensadas para evitar que llenemos el carro de la compra con muchos productos con apariencia alimenticia pero altamente procesados. Lo único que espero es que algunas de estas reglas resulten lo bastante pegadizas, o memorables, como para que se conviertan casi en un acto reflejo: en algo que hagamos, o no, sin detenernos siquiera a pensarlo.

Aunque las he llamado reglas, para mí son una especie de directrices personales más que un conjunto de leyes que hay que aplicar a rajatabla. En lugar de prescribir conductas muy específicas, proporcionan una amplia guía que debería facilitarnos y acelerar las decisiones del día a día. Armados con esas indicaciones generales, como la regla número 36 («No desayunes cereales que cambien el color de la leche»), descubriremos que no tenemos que perder tanto tiempo leyendo la lista de ingredientes de las etiquetas ni intentando tomar decisiones en el pasillo de desayunos del súper. Piensa en estos consejos sobre nutrición como en pequeños algoritmos diseñados para simplificar tus hábitos alimentarios. Adopta los que más recuerdes o los que te vayan mejor.

No obstante, intenta adoptar por lo menos una regla de cada una de las tres secciones del libro, porque cada apartado se ocupa de una dimensión diferente de nuestros hábitos alimentarios. La primera sección pretende ayudarte a «comer comida», lo cual, al comprar en los supermercados modernos, resulta mucho más complicado de lo que cabría esperar. Estas reglas ofrecen tamices o filtros que te ayudarán a distinguir entre la comida de verdad y las sustancias comestibles con apariencia alimenticia, que deberían evitarse. La segunda sección, con el subtítulo de «Sobre todo vegetales», presenta reglas para ayudar a escoger entre alimentos de verdad. Y la tercera, «Con moderación», trata del *cómo* más que del *qué* comer, y ofrece una serie de consejos pensados para fomentar unos cuantos hábitos cotidianos muy sencillos que te ayudarán a moderarte con la comida y a disfrutarla más. Si esos dos objetivos te parecen contradictorios, piensa que todavía no has empezado a leer el libro.

PRIMERA PARTE

¿Qué hay que comer?

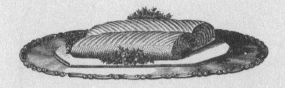

(Come comida)

L as reglas de esta sección te ayudarán a diferenciar entre los alimentos de verdad (plantas, animales y hongos que se consumen desde hace generaciones) y los productos altamente procesados de la moderna ciencia de la alimentación, que cada vez dominan más las tiendas y las dietas occidentales. Cada regla propone un filtro distinto para distinguir unos de otros, pero todas ellas comparten un objetivo común, que es el de ayudarte a proteger tu carro de la compra de los productos poco sanos.

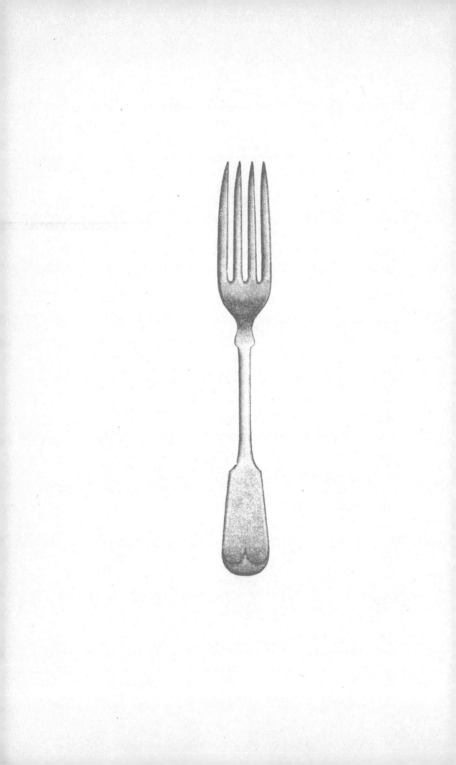

Come comida

En la actualidad, esto es algo más fácil de decir que de hacer, sobre todo porque cada año aparecen 17.000 nuevos productos en los supermercados, todos ellos compitiendo por tu presupuesto para comprar comida. Pero la mayoría de estos productos no merecen que se les llame *alimento*; yo los llamo «sustancias comestibles con aspecto alimenticio». Se trata de mejunjes muy procesados que han sido diseñados por los científicos de la industria de la alimentación, y consisten básicamente en derivados del maíz y la soja que ninguna persona normal tendría en la despensa. Además, contienen aditivos químicos que el cuerpo humano conoce desde hace muy poco tiempo. Hoy en día, la prueba más dura que debe superar quien quiere comer bien consiste en seleccionar comida de verdad y evitar esas novedades industriales.

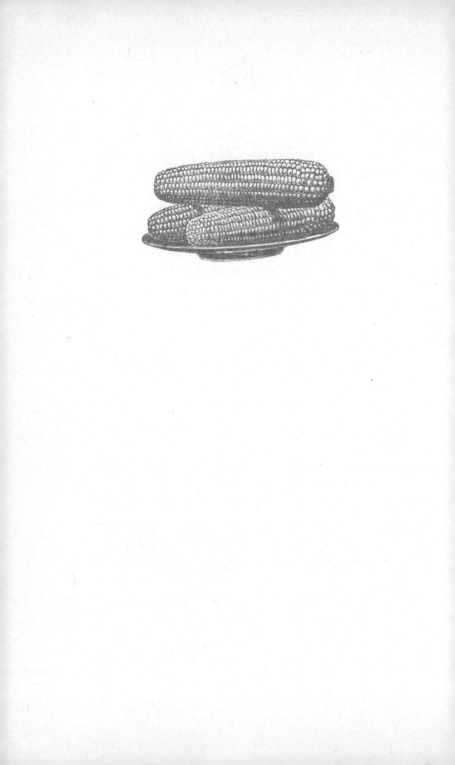

No comas nada que no le pareciera comida a tu bisabuela

Imagínate que tu bisabuela (o tu abuela, según los años que tengas) va caminando contigo mientras recorres los pasillos del supermercado. Te detienes con ella delante de la nevera de postres. Coge un tubo de gelatina para llevar… y no tiene ni la menor idea de qué es lo que contiene ese envoltorio de plástico con tantos colores y una especie de gel de sabores dentro. ¿Es comida o es pasta de dientes? En la actualidad, los supermercados ponen a la venta miles de productos comestibles que nuestros antepasados jamás hubieran reconocido como alimentos. Los motivos para evitar estos productos tan procesados son muchos, y van más allá de los diversos aditivos químicos y de los derivados del maíz y la soja que contienen, además de los plásticos en los que suelen venir empaquetados (muchos de los cuales probablemente sean tóxicos). Hoy en día, los alimentos se procesan pensando específicamente en aprovechar nuestras debilidades evolutivas para que compremos y comamos más: nuestra preferencia innata por el dulce, las grasas y la sal. Son sabores que cuesta encontrar en la naturaleza, pero que se fabrican fácilmente y por poco dinero, así que los científicos de la industria de la alimentación los pueden utilizar y conseguir así, con su procesamiento, que consumamos estas rarezas en una cantidad mucho mayor de lo que sería bueno para nuestro organismo. La regla de la bisabuela te ayudará a evitar que muchos de estos productos acaben en tu carro de la compra.

Nota: Si tu bisabuela cocinaba fatal o comía muy mal, puedes cambiarla por la abuela de algún amigo. Las abuelas mediterráneas son las que dan mejor resultado.

Las siguientes reglas perfeccionan esta estrategia y te ayudan a moverte por el terreno pantanoso de las etiquetas de ingredientes.

Evita productos que contengan ingredientes que nadie tendría en la despensa

¿Diglicéridos etoxilados? ¿Celulosa? ¿Goma xantana? ¿Propionato de calcio? ¿Sulfato de amonio? Si tú no los utilizarías para cocinar, ¿por qué vas a dejar que otros usen esos ingredientes cuando cocinan para ti? La amplia gama de productos químicos creados por los científicos de la alimentación está diseñada para alargar la vida de los alimentos en los estantes del supermercado, hacer que la comida de hace días parezca fresca y más apetecible de lo que es en realidad, y conseguir que comas más. Supongan o no cualesquiera de estos aditivos un peligro para la salud, hace muy poco que los humanos consumimos muchos de ellos, así que lo mejor es evitarlos.

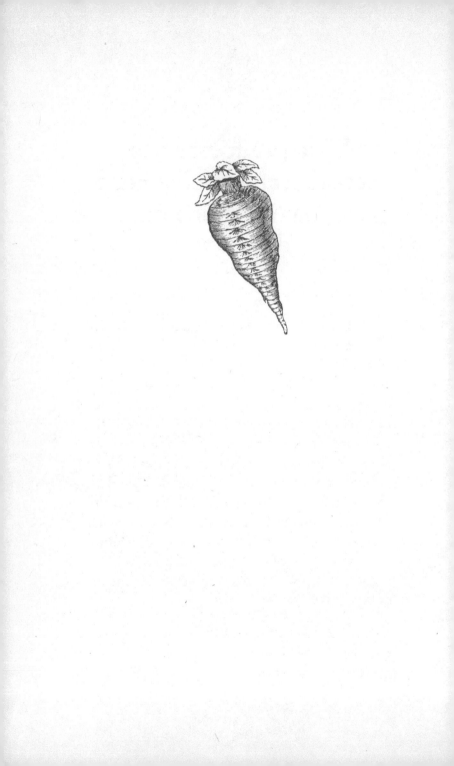

Evita productos que contengan jarabe de maíz rico en fructosa

No es que el jarabe de maíz rico en fructosa (JMRF) sea más perjudicial para el organismo que el azúcar, pero, igual que muchos de los otros ingredientes poco conocidos de los alimentos envasados, sí que es un indicio fiable de que un alimento ha sido sometido a un grado de procesamiento más bien alto. Además, el jarabe de maíz rico en fructosa se añade a cientos de alimentos que tradicionalmente no se edulcoraban (panes, condimentos y muchos tentempiés), así que si evitas productos que lo contengan, también reducirás la ingestión de azúcares. De todas formas, no caigas en la última treta de la industria alimentaria: productos reformulados para poder anunciarse como «Sin JMRF» o «Con auténtico azúcar de caña». Esas afirmaciones dan a entender que son alimentos más saludables, cuando no es verdad. El azúcar siempre es azúcar.

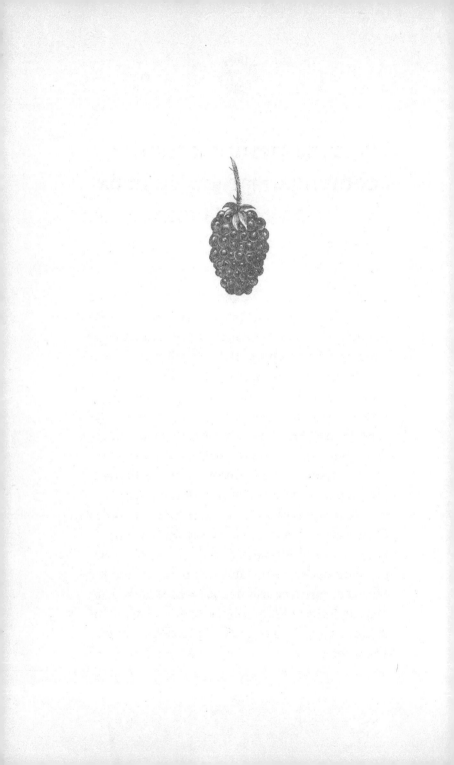

Evita alimentos que citen cualquier clase de azúcares (o edulcorantes) entre sus tres primeros ingredientes

En las etiquetas, los ingredientes aparecen ordenados por peso, y cualquier producto que tenga mucha más cantidad de azúcar que de otras sustancias, contiene demasiado azúcar. (Como excepción a esta regla, véase la número 60, sobre alimentos para ocasiones especiales.) Para complicar aún más las cosas, resulta que, gracias a la ciencia de la alimentación, ahora disponemos de unos cuarenta tipos de azúcares que se utilizan para la fabricación de alimentos procesados, entre ellos el jarabe de malta de cebada, el azúcar de remolacha, el jarabe de arroz integral, el jugo de caña, el edulcorante de maíz, la dextrina, la dextrosa, los fructooligosacáridos, los concentrados de zumo de frutas, la glucosa, la sacarosa, el azúcar invertido, la polidextrosa, el azúcar turbinado, etcétera, etcétera. Repito: el azúcar siempre es azúcar. Y el azúcar orgánico también lo es. En cuanto a los edulcorantes bajos en calorías, como el aspartamo o la sucralosa, las investigaciones (tanto con humanos como con animales) parecen indicar que pasarse a los edulcorantes artificiales no conduce a una pérdida de peso, aunque todavía se desconocen las causas. Sin embargo, es posible que, al engañar al cerebro dándole algo dulce, en realidad lo estemos estimulando y lo que provoquemos sea una mayor necesidad de azúcares.

Evita productos que contengan más de cinco ingredientes

El número específico que elijas es arbitrario, pero cuantos más ingredientes tiene un alimento envasado, más probable es que haya sido sometido a un alto grado de procesamiento. Nota n.º 1: Una receta con una lista de ingredientes muy larga no es lo mismo; eso está bien. Nota n.º 2: Ahora hay productos que alardean, aunque de manera engañosa, de tener una lista de ingredientes muy breve. Häagen-Dazs anuncia que sus productos están hechos con una base de tres ingredientes naturales. Genial... pero sigue siendo helado. Lo mismo vale para las patatas fritas que se anuncian como «caseras» o de «churrería»: está muy bien, pero siguen siendo patatas fritas. En esos casos, hay que aplicar la regla número 60, sobre caprichos y alimentos para ocasiones especiales.

Evita productos que contengan ingredientes que un niño de primaria no pueda pronunciar

Básicamente la idea es la misma, solo que con otra técnica de memorización. ¡Ve a lo simple!

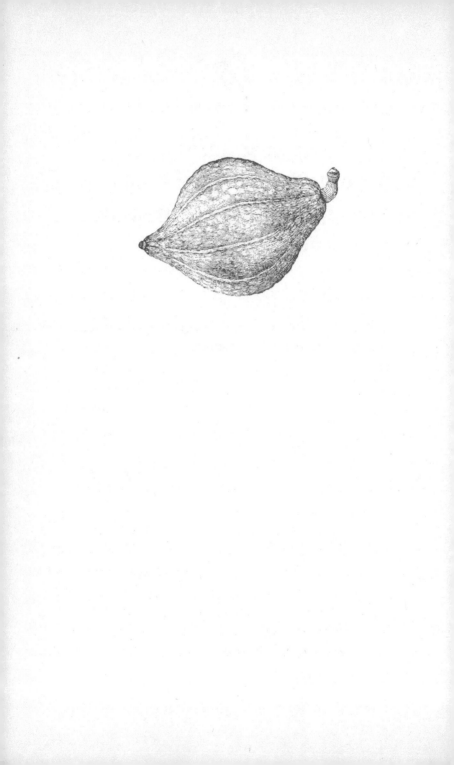

Evita productos que afirmen ser saludables

Puede parecer contradictorio, pero piensa una cosa: para que un producto afirme en su envase que es saludable, primero debe tener un envase, así que es más probable que sea un alimento procesado que uno natural. Además, solo los grandes productores disponen de medios para conseguir que las autoridades sanitarias les aprueben esos lemas con los que venden sus productos. Por lo general, son los productos de la moderna ciencia de la alimentación los que se anuncian con ese tipo de afirmaciones, que suelen estar fundadas en datos incompletos y en investigaciones deficientes. Piensa en la margarina, uno de los primeros alimentos industriales que afirmó ser más saludable que el alimento tradicional al que sustituía, y que resultó contener grasas trans, que pueden provocar ataques al corazón. La comida más sana del súper (los productos frescos) no alardea de lo saludable que es porque los agricultores no tienen ni dinero para ello ni envoltorio en el que publicitarse. No interpretes el silencio de los rabanitos como que no tienen nada importante que decir sobre tu salud.

Evita productos con ganchos como *«light»*, «desnatado» o «bajo en grasa» en su nombre

La campaña para crear versiones bajas en grasa o desnatadas de alimentos tradicionales (que cuenta ya con cuarenta años de historia) ha sido todo un fracaso: hemos engordado a base de productos *light*. ¿Por qué? Pues porque el quitar la grasa de los alimentos no los convierte necesariamente en adelgazantes. Los hidratos de carbono también pueden engordar, y muchos alimentos bajos en grasa o desnatados incrementan su contenido de azúcares para compensar la pérdida de sabor. Además, al demonizar un solo nutriente, la grasa, inevitablemente estamos dando vía libre a otro nutriente supuestamente «bueno» —en este caso los hidratos de carbono— y procedemos a ingerir demasiada cantidad de este último. Desde que en los años setenta nació en Estados Unidos la campaña de los productos bajos en grasa, en realidad sus habitantes han estado ingiriendo más de 500 calorías adicionales cada día, la mayoría de ellas en forma de carbohidratos refinados como el azúcar. El resultado de esto ha sido que, desde finales de los años setenta, el peso medio de los varones estadounidenses se ha elevado en casi 8 kilos, y en unos 8,5 el de las mujeres. Más vale comer la versión auténtica con moderación que hincharse de productos *light*, atiborrados de azúcares y sal.

Evita alimentos que finjan ser lo que no son

La mantequilla de imitación —más conocida como *margarina*— es el ejemplo clásico. Fabricar algo como queso para untar desnatado, que no contenga ni nata ni queso, requiere un alto grado de procesamiento. Estos productos deberían ir etiquetados como «imitaciones» y es mejor que los evitemos. La misma regla se aplica a las falsas carnes derivadas de la soja, los edulcorantes artificiales y las grasas y almidones sintéticos.

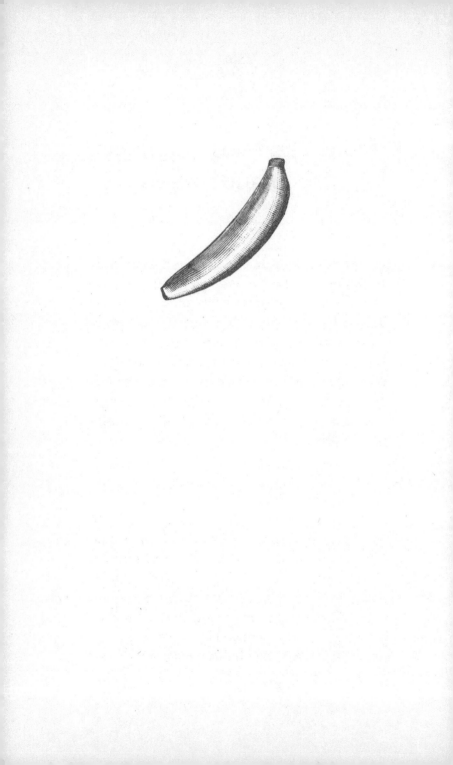

Evita alimentos que veas anunciados en televisión

Los publicistas de la alimentación son muy ingeniosos y se les da de maravilla convertir una crítica a sus productos —y reglas como esta— en nuevas formas de vender versiones ligeramente diferentes de un mismo alimento procesado. Solo tienen que reformularlo (para que sea bajo en grasa, no contenga JMRF ni grasas trans o lleve menos ingredientes) y ya pueden alardear de sus supuestos beneficios para la salud, sea cierto o no. La mejor forma de rehuir estos ardides publicitarios es dejar de sintonizar con toda clase de publicidad y negarse a comprar productos que estén muy promocionados. Solo los grandes productores de la industria alimentaria pueden permitirse lanzar campañas publicitarias de sus productos en televisión; más de dos terceras partes de los anuncios de comida son de productos procesados (y de alcohol), así que si dejas de comprar productos con tan alto presupuesto para anuncios, automáticamente estarás evitando sustancias comestibles con aspecto alimenticio. En cuanto al 5 por ciento de anuncios que publicitan alimentos sin procesar (los de productores de frutos secos naturales o los de carnes con denominación de origen), espero que el sentido común impida que acabes metiéndolo todo en el mismo saco; se trata de excepciones que confirman la regla.

Las falsas afirmaciones sobre propiedades beneficiosas para la salud, así como los estudios científicos mal hechos, han convertido los supermercados en lugares más que traicioneros para quien quiera comprar comida de verdad, lo cual nos lleva a las dos siguientes reglas.

Compra en las zonas periféricas del súper y aléjate del centro

La mayoría de los supermercados están organizados de la misma manera: los alimentos procesados dominan los pasillos centrales del establecimiento, mientras que las neveras y estantes de productos frescos —frutas y verduras, carne y pescado, lácteos— se encuentran junto a las paredes. Si sigues algo así como una «ruta periférica» por el interior del súper en lugar de irte directamente al centro, tendrás más probabilidades de que tu carro acabe llenándose con comida de verdad. Pero, ¡cuidado!, esta estrategia no es infalible, ya que productos como el jarabe de maíz rico en fructosa han acabado colándose también en la nevera de los lácteos, camuflados en forma de yogures de sabores y cosas por el estilo.

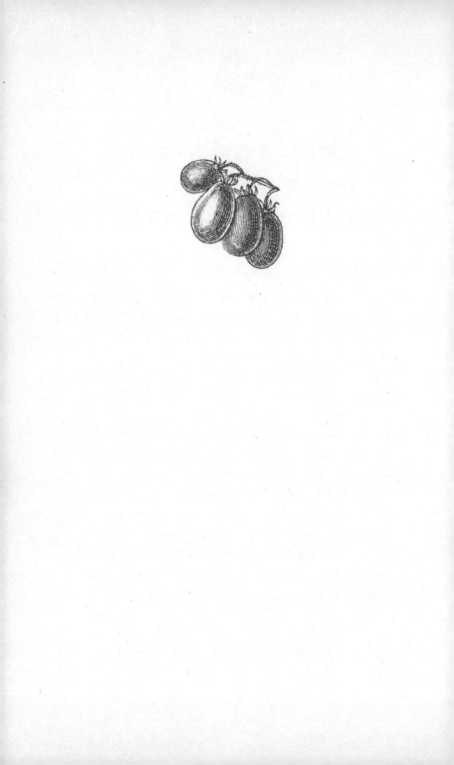

Come solo alimentos
que acabarán pudriéndose

¿Qué significa que la comida «se echa a perder»? Pues, normalmente, significa que los hongos, las bacterias, los insectos y los roedores con los que competimos por los nutrientes y las calorías han llegado antes que nosotros. El procesamiento de los alimentos nació para alargar la vida de los productos en el súper protegiéndolos de esos competidores. Eso se consigue haciendo que la comida les resulte menos apetecible eliminando los nutrientes que los atraerían o de otros que acabarían poniéndose rancios, como los ácidos grasos omega-3. Cuanto más procesado está un alimento, más tarda en caducar y menos nutritivo suele ser. La comida de verdad está viva… y por eso en algún momento tiene que morir. (Hay excepciones: la miel, por ejemplo, puede conservarse durante siglos en buenas condiciones.) Nota: La mayoría de las sustancias imperecederas con aspecto alimenticio que se venden en el súper están en los pasillos centrales.

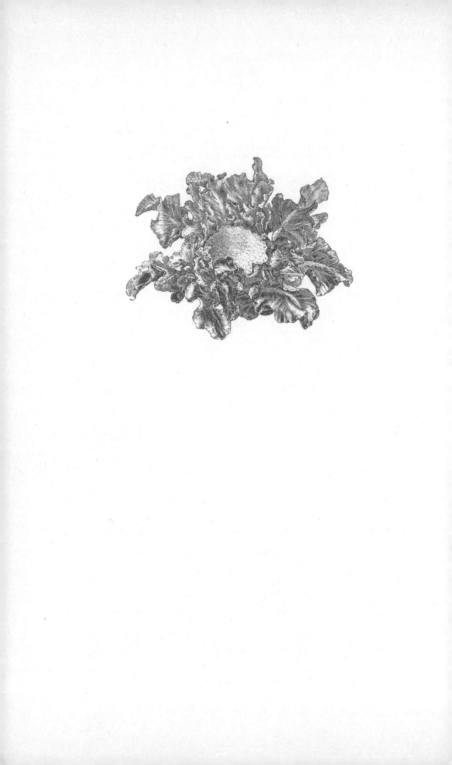

Come alimentos hechos con ingredientes que puedas imaginarte crudos o creciendo en el campo

Lee la lista de ingredientes del envase de Pringles o de cualquier pastelito de bollería industrial. Después imagina el aspecto que tendrían esos ingredientes en crudo o en el sitio donde crecen; no podrás. Esta regla eliminará de tu dieta muchísimos productos químicos y sustancias comestibles con aspecto alimenticio.

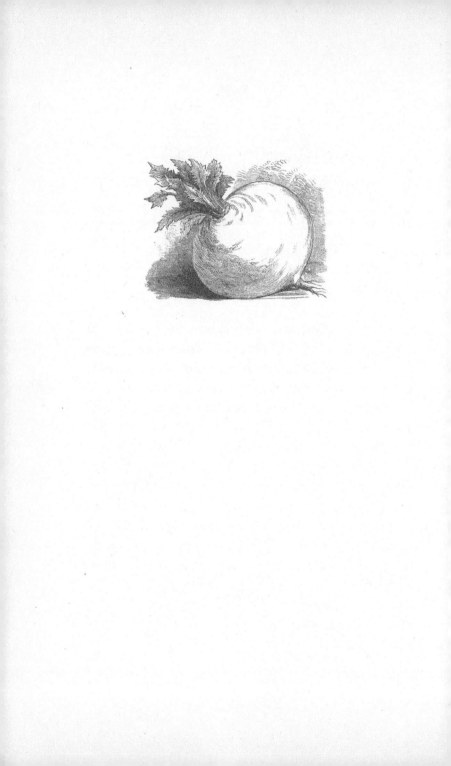

Siempre que puedas, aléjate del supermercado

En los mercados tradicionales no venden jarabe de maíz rico en fructosa. Tampoco encontrarás alimentos sometidos a un alto grado de procesamiento, ni envases con largas listas de ingredientes impronunciables y dudosas afirmaciones sobre lo beneficiosos que son para la salud, nada que se cocine en el microondas y tampoco (quizá lo mejor de todo) ningún alimento ancestral de una tierra lejana. Lo que encontrarás allí son productos frescos, frutas y verduras recolectadas de temporada, cuando tienen mejor calidad nutritiva y son más sabrosos; justamente la clase de alimentos que tu bisabuela, o incluso tus lejanos parientes del Neolítico, reconocerían como comida sin dudarlo. Comida de la que está viva y que en algún momento se pudrirá.

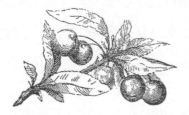

Compra los tentempiés en el mercado

A sí, cuando quieras picar algo, tendrás a mano fruta o frutos secos (comida de verdad) en lugar de patatas fritas y dulces.

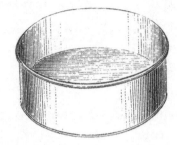

Come únicamente alimentos cocinados por seres humanos

Ya que vas a dejar que cocinen por ti, irás más sobre seguro si quienes lo hacen son otros humanos, y no grandes corporaciones. Por lo general, las grandes corporaciones de la alimentación cocinan con demasiada sal, grasas y azúcares, además de conservantes, colorantes y otras innovaciones biológicas. También aspiran a que sus productos sean inmortales. Nota: Aunque es cierto que los chefs profesionales suelen ser seres humanos, también ellos suelen cocinar utilizando enormes cantidades de sal, grasas y azúcares, así que las comidas de restaurante deberían considerarse ocasiones especiales.

A continuación encontrarás unas cuantas variantes útiles de la regla de los alimentos cocinados por seres humanos.

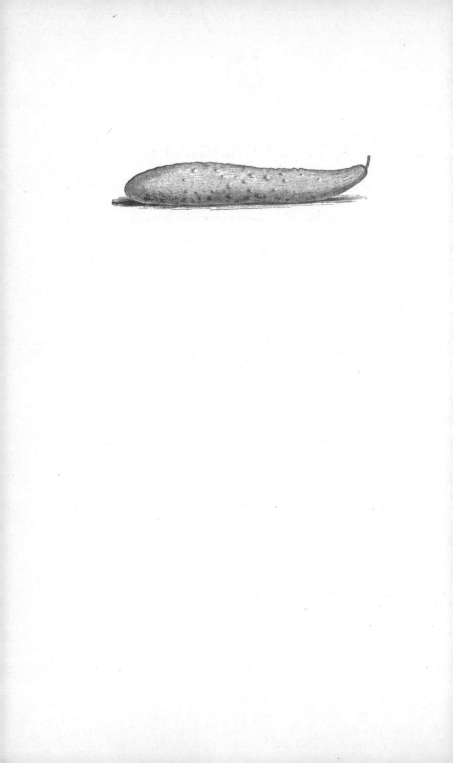

No ingieras nada que haya
sido cocinado en lugares
donde todo el mundo tiene
que llevar mascarilla
quirúrgica

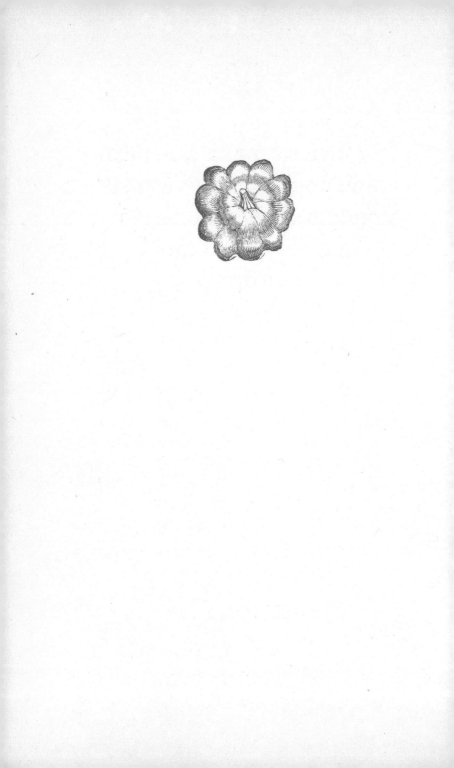

Si procede de una planta,
puedes comerlo; si lo han
fabricado en una planta,
no

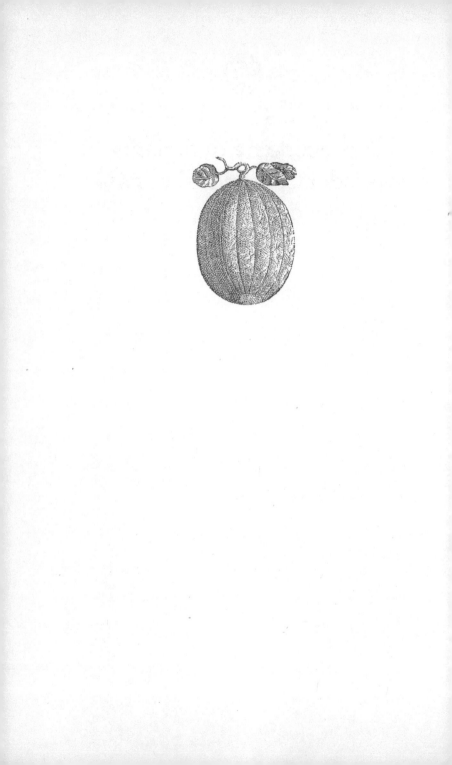

Si te lo sirven por la ventanilla del coche, no es comida

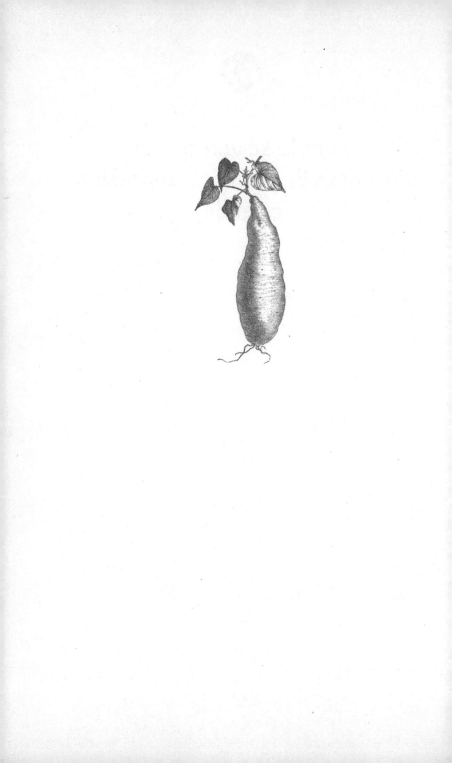

Si se llama igual en todos
los idiomas, no es comida
(piensa en Big Mac,
Cheetos o Pringles)

SEGUNDA PARTE

¿Qué tipo de comida hay que comer?

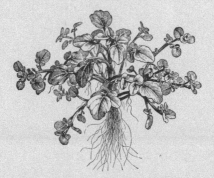

(Sobre todo vegetales)

Si sigues las reglas que te he ofrecido hasta ahora, casi siempre comerás alimentos de verdad sin procesar; esa es la sencilla clave para llevar una dieta sana. Sin embargo, más allá de eso tienes muchísimas opciones. Una lección que puede extraerse de la increíble diversidad de dietas tradicionales que la gente ha seguido a lo largo y ancho de este mundo, es que podemos alimentarnos a base de una gama asombrosa de comidas diferentes... siempre que sean comida de verdad. Ha habido, y aún puede haber, dietas saludables con alto contenido en grasas y dietas saludables con bajo contenido en grasas, pero siempre han sido dietas a base de alimentos sin procesar. Aun así, existen alimentos no procesados más sanos para el organismo que otros, y hay formas de extraerlos y de cocinarlos que pueden suponer un beneficio mucho mayor. Así que las reglas de esta sección presentan unos cuantos consejos sobre qué hay que comer... más allá del «comer comida».

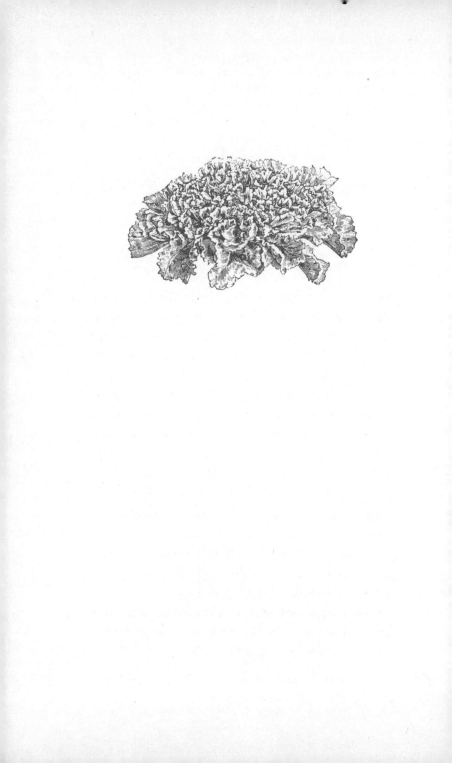

Come sobre todo vegetales, en especial los que tienen hojas

Quizá los científicos discutan aún sobre qué es eso tan bueno que tienen los vegetales —¿los antioxidantes?, ¿la fibra?, ¿los ácidos grasos omega-3?—, pero están de acuerdo en que son muy sanos para el organismo. Decenas de estudios demuestran que una dieta rica en frutas y verduras reduce el riesgo de morir de una enfermedad típicamente occidental. En países donde se come medio kilo o más de frutas y verduras al día, el índice de incidencia del cáncer es la mitad del registrado en Estados Unidos. Además, si la base de tu dieta son frutas y verduras, estarás reduciendo el consumo de calorías, ya que los vegetales —salvo las semillas, incluyendo tanto cereales como frutos secos— suelen ser menos «energéticamente densos» que otros alimentos. (Y comer menos calorías nos protege también de muchas enfermedades crónicas.) Los vegetarianos suelen estar más sanos que los carnívoros, y viven más años.

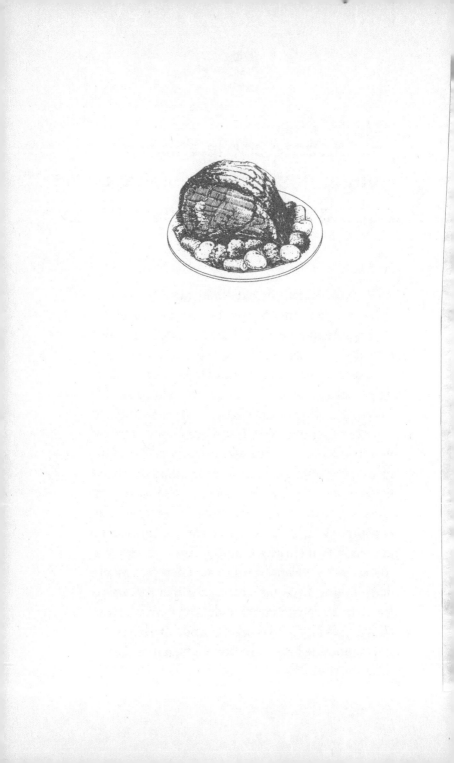

Considera la carne una guarnición o un alimento para ocasiones especiales

Aunque es cierto que los vegetarianos suelen gozar de mejor salud que los carnívoros, eso no quiere decir que tengamos que eliminar toda la carne de la dieta si nos gusta. Los seres humanos llevan muchísimo tiempo comiendo carne y disfrutando de ella. Se trata de un alimento muy nutritivo, y por eso mi consejo es que comamos «sobre todo», pero no «solo», vegetales. Resulta que los casi vegetarianos, o *flexitarianos* (gente que solo come carne un par de veces por semana), tienen tan buena salud como los vegetarianos. Pero en Estados Unidos, por ejemplo, el ciudadano medio consume carne como parte de dos o incluso tres comidas al día (más de un cuarto de kilo por persona y día), y se tienen pruebas de que, cuanta más carne se incluye en la dieta (sobre todo la carne roja), mayor es el riesgo de sufrir del corazón o padecer un cáncer. ¿Por qué? Podría ser por las grasas saturadas, o por el tipo de proteína, o simplemente por el hecho de que toda esa carne está expulsando a las verduras de nuestra dieta. Plantéate intercambiar el tamaño de las raciones tradicionales: en lugar de un filete de un cuarto de kilo y 120 gramos de verdura, sírvete un filete de ternera de 120 gramos y un cuarto de kilo de verdura. Seguro que Thomas Jefferson iba por el buen camino cuando recomendó una dieta basada sobre todo en vegetales y en la que la carne sea casi como «una guarnición».

«Comer lo que tiene una pata [setas y vegetales] es mejor que comer lo que tiene dos [aves], que es mejor que comer lo que tiene cuatro [ternera, cerdo y otros mamíferos]»

Este proverbio chino es un buen compendio de la sabiduría popular en cuanto a los relativos beneficios para la salud de cada clase de alimento, aunque resulta inexplicable que deje de lado el pescado, con lo sano que es con sus cero patas.

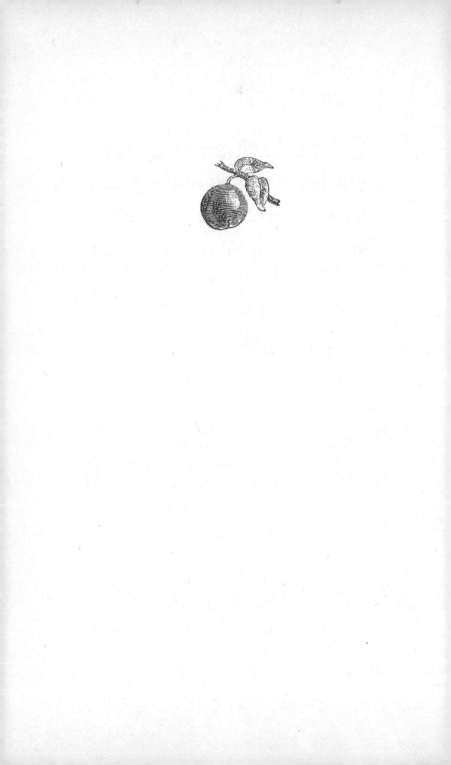

Come a todo color

Esa idea de que un plato de comida sana es aquel que incluye diferentes colores resulta ser un buen ejemplo de un dicho popular que ha sido corroborado por los estudios científicos. Los colores de muchas frutas y verduras reflejan los diferentes componentes fitoquímicos antioxidantes que contienen: antocianinas, polifenoles, flavonoides, carotenoides. Muchos de estos componentes químicos nos ayudan a protegernos de las enfermedades crónicas, pero cada uno de ellos de una forma ligeramente diferente, así que la mejor protección es la de una dieta que contenga cuantos más componentes fitoquímicos mejor.

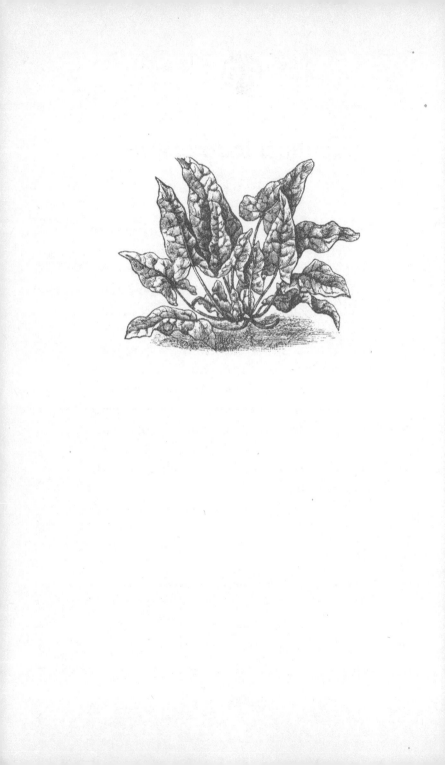

26

Bébete el caldo de las espinacas

O tra píldora de la sabiduría popular contrastada por la ciencia: el agua que se utiliza para hervir las verduras es muy rica en vitaminas y otros componentes químicos muy saludables. Guárdala para preparar sopa o añadirla a las salsas.

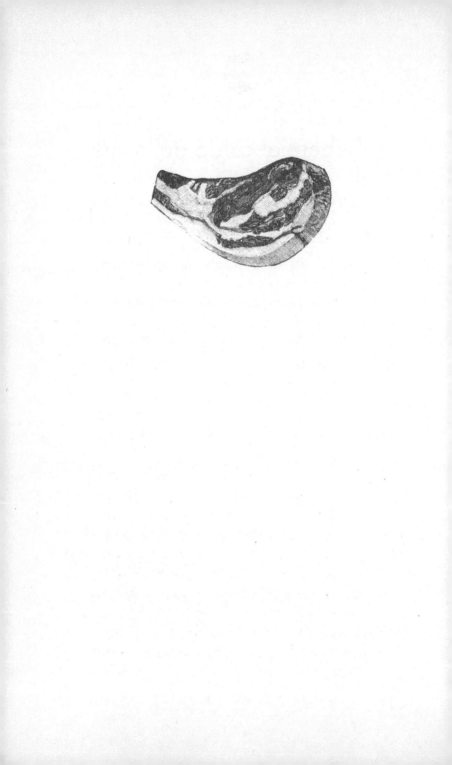

27

Come animales que hayan comido bien

La dieta de los animales influye muchísimo en la calidad nutricional y en los efectos para la salud de los alimentos que extraemos de ellos, ya sea carne, leche o huevos. Esto, que parece algo tan evidente, en realidad nunca se tiene en cuenta en la producción industrial en cadena, que no busca otra cosa que producir ingentes cantidades de proteína animal a un precio muy bajo. Esa obsesión ha transformado la dieta de la mayoría de los animales de los que procede nuestra comida, y eso ha afectado tanto a su salud como a la forma en que afectan después a la nuestra. Alimentamos a esos animales con una dieta altamente energética a base de cereales para conseguir que crezcan deprisa, aun en el caso de los rumiantes, que han evolucionado alimentándose a base de hierba. Sin embargo, incluso los animales que toleran bien una dieta de cereales están mucho más sanos cuando tienen acceso a pastos… y entonces su carne y sus huevos también lo están. Los alimentos que extraemos de esos animales contendrán tipos de grasas mucho mejores para la salud (más omega-3 y menos omega-6), además de niveles considerablemente superiores de vitaminas y antioxidantes. (Por esa misma razón, la carne de caza es también mucho más nutritiva; véase la regla número 31.) Cuando estamos en el mercado, merece la pena buscar carnes y productos derivados del ganado de pasto... y pagar, si se puede, el precio superior que suelen pedirnos por ellos.

28

Si tienes sitio, cómprate un congelador

Si encuentras un buen proveedor de carne de ganado de pasto, aprovecha la ocasión y cómprala en grandes cantidades. Comprar la carne en grandes pedidos —un cuarto de buey, por ejemplo, o un cerdo entero— es una buena forma de comer bien con un presupuesto más modesto. Los arcones congeladores son sorprendentemente baratos y no tienen muchos gastos de mantenimiento, porque no se abren ni mucho menos tanto como el compartimento congelador de la nevera. Un arcón congelador te permitirá almacenar productos del mercado tradicional y te animará a comprar en grandes cantidades cuando los alimentos están en temporada, que es cuando más abundantes son... y por lo tanto también más baratos están. Además, piensa que la congelación no reduce de una forma muy significativa el valor nutritivo de los alimentos.

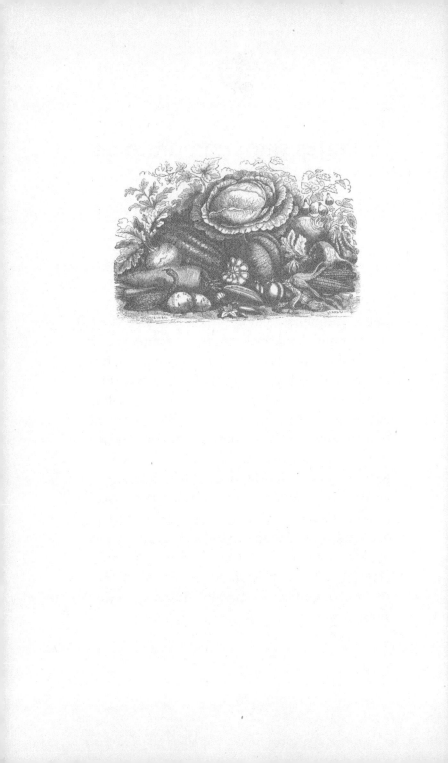

Come como omnívoro que eres

Comas o no alimentos de origen animal, siempre es buena idea intentar añadir alguna especie nueva a tu dieta, y no solo nuevos platos; me refiero a probar nuevos tipos de verduras, frutas, animales y setas. La abrumadora diversidad de productos alimentarios que encontramos hoy en día a la venta en los supermercados es engañosa, porque muchos de ellos están elaborados a base de tan solo unas cuantas especies vegetales, siempre las mismas, y la mayoría de ellas —el maíz, la soja y el trigo— son semillas, no hojas. Cuanto mayor sea la diversidad de especies que incluyas en tu dieta, más probabilidades tendrás de satisfacer todas tus necesidades nutricionales.

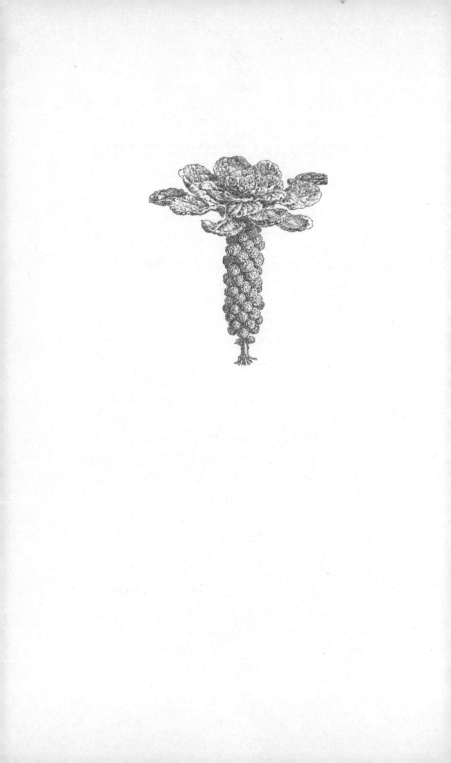

Come alimentos que se hayan cultivado bien y en buenos suelos

Habría sido más fácil decir «come alimentos orgánicos», y es cierto que la comida con sello de garantía orgánica suele estar bien cultivada y en suelos relativamente sanos, suelos que solo se han abonado con materia orgánica, y no con fertilizantes químicos. (También es cierto que tendrán poco o ningún residuo de pesticidas sintéticos o productos farmacéuticos.) Sin embargo, existen agricultores y ganaderos extraordinarios que, por una u otra razón, no cuentan con un sello de garantía orgánica, y es una lástima que nos perdamos sus espléndidos productos. (Además, que un alimento tenga una etiqueta de «orgánico» no quiere decir automáticamente que sea bueno para la salud; los refrescos orgánicos siguen siendo refrescos, o sea, una enorme cantidad de calorías completamente vacías.)

En la actualidad contamos con numerosas investigaciones que apoyan la hipótesis, lanzada por primera vez por los pioneros de la alimentación orgánica sir Albert Howard y J. I. Rodale, de que los suelos ricos en materia orgánica producen vegetales más nutritivos; es decir, comida con mayores niveles de antioxidantes, flavonoides, vitaminas y minerales. Desde luego, después de varios días en ruta, recorriendo el país en un camión hasta llegar a los puntos de venta, la calidad nutricional de cualquier producto se deteriora, así que lo ideal sería comer alimentos que sean a la vez orgánicos y locales.

Come alimentos silvestres siempre que puedas

Dos de las plantas más nutritivas del mundo, la ajea y la verdolaga, son malas hierbas, y algunas dietas saludables, como la mediterránea, utilizan los vegetales silvestres. Los campos y bosques están repletos de plantas con niveles más altos de componentes fitoquímicos que las domesticadas. ¿Por qué? Porque esas plantas deben defenderse solas de las plagas y porque históricamente hemos seleccionado y cultivado plantas por la suavidad de su sabor; muchos de los compuestos de defensa que producen son amargos. También las cultivamos de modo que duren más, y por eso hemos preferido plantas con niveles bajos de ácidos grasos omega-3, ya que estas grasas se oxidan enseguida y se vuelven rancias. Los animales salvajes y el pescado también merecen ser incluidos en nuestra dieta. La caza suele contener menos grasas saturadas y más grasas buenas que el ganado, porque la mayoría de esos animales siguen una dieta de plantas muy variada, y no solo a base de cereales (véase la regla 27).

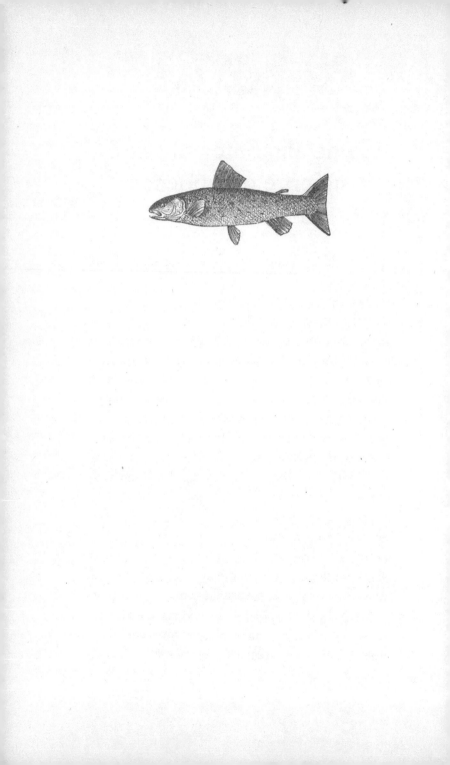

No le hagas ascos a los pescaditos grasos

El pescado que ha crecido en libertad es de los alimentos más sanos que se puedan encontrar, pero muchos caladeros se encuentran en la actualidad al borde de la desaparición a causa de la sobreexplotación pesquera. Evita los grandes peces que se encuentran en lo alto de la cadena alimentaria del mar (el atún, el emperador, el tiburón), porque son estos los que están en peligro y porque, además, suelen contener altos niveles de mercurio. Por suerte, existen unas cuantas especies de pescados menores que se cuentan entre los más nutritivos (como la caballa, la sardina y los boquerones) y que no padecen escasez, o incluso abundan. Estos pececillos grasos son una muy buena elección. Según afirma un refrán holandés, «A un país con mucho arenque no le hace falta mucho médico».

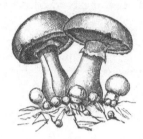

Come algún alimento que hayan predigerido antes bacterias u hongos

Muchas culturas tradicionales tienen una fe ciega en los alimentos fermentados; alimentos que han sido transformados por microorganismos vivos, como el yogur, el chucrut, la salsa de soja, el *kimchi* coreano o el pan de masa madre. Estos alimentos pueden ser una fantástica fuente de vitamina B_{12}, un nutriente esencial que no puede obtenerse de las plantas (la B_{12} la producen los animales y las bacterias). Muchos alimentos fermentados contienen también probióticos, unas bacterias muy beneficiosas que, según indican algunos estudios, mejoran la función de nuestros sistemas digestivo e inmunitario. Incluso existen investigaciones que apuntan a que ayudan a reducir las reacciones alérgicas y la inflamación.

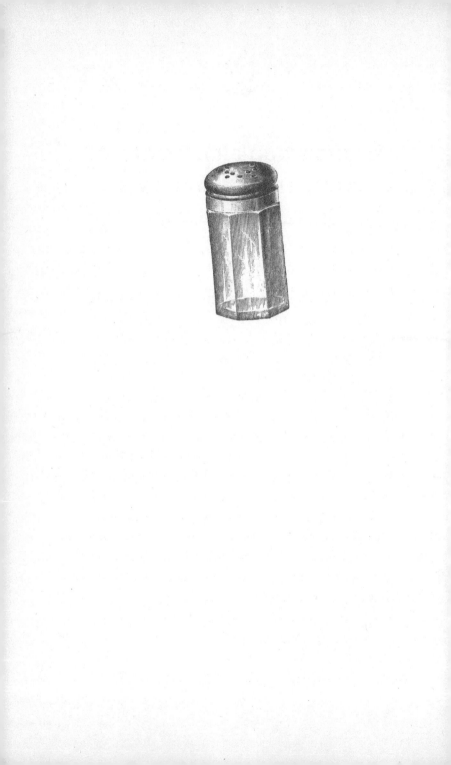

34

Endulza y sala tú mismo lo que vayas a comer

Ya sea una sopa, unos cereales o un refresco, las comidas y las bebidas preparadas en fábricas contienen niveles de sales y azúcares muy superiores a los que cualquier persona utilizaría jamás… incluso un niño. Si endulzas y salas tú mismo lo que vayas a comer, lo dejarás a tu gusto, y verás que consumes tan solo una pequeñísima parte del azúcar y la sal que tomabas antes.

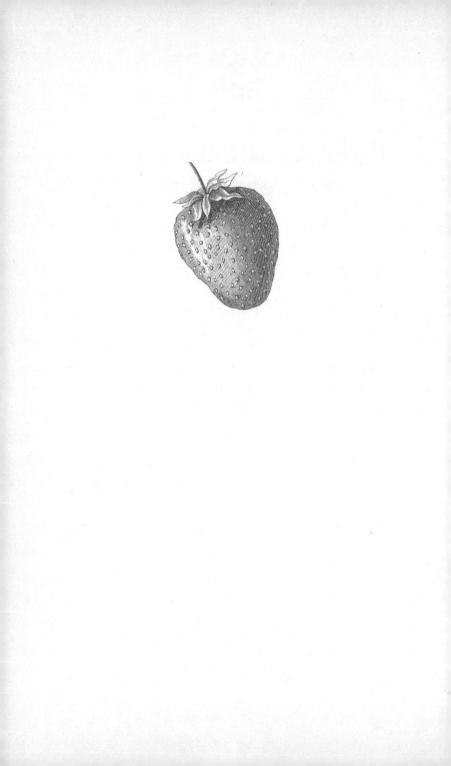

35

Come los dulces que nos da la naturaleza

En la naturaleza, los azúcares casi siempre vienen empaquetados con fibra, lo cual ralentiza su absorción y te proporciona sensación de saciedad antes de haber ingerido demasiadas calorías. Por eso siempre es mejor comer fruta que beberte solo su zumo. (En general, cuando las calorías se toman en forma líquida engordan más, porque no nos hacen sentir llenos. Los humanos son de los poquísimos mamíferos que siguen obteniendo calorías de líquidos una vez que han dejado de mamar.) Así que no te bebas los dulces y recuerda: los refrescos sanos no existen.

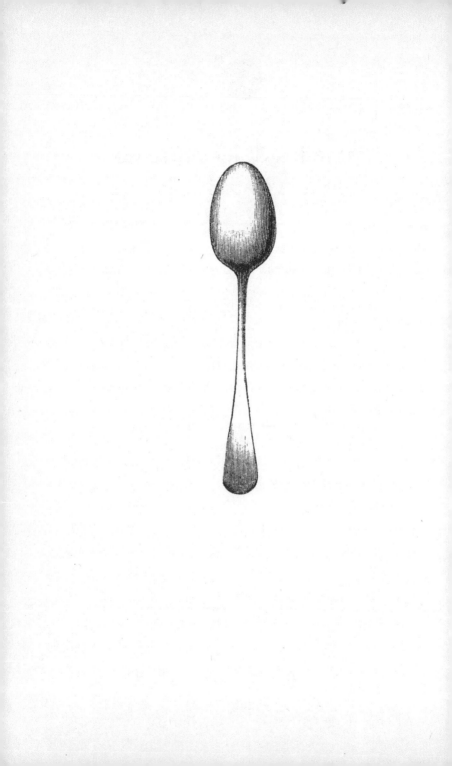

No desayunes cereales que cambien el color de la leche

E sto no habría ni que decirlo. Esa clase de cereales son alimentos muy procesados y están llenos de carbohidratos refinados, además de aditivos químicos.

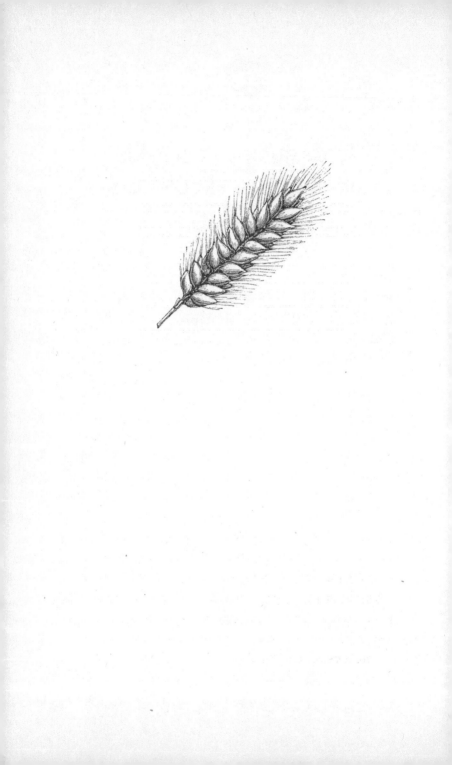

«Quienes comen más blanco el pan, antes con la tumba dan»

Este proverbio de abuela tan rotundo ha viajado por varias culturas (a mí me ha llegado tanto por vía de abuelas judías como de italianas) y nos hace pensar que la sabiduría popular conoce desde hace muchísimos años los riesgos que conlleva la harina blanca para la salud. En lo tocante al organismo, la harina blanca no es muy diferente del azúcar. A menos que le añadamos algún suplemento, no ofrece ninguno de los componentes buenos de los cereales integrales (fibra, vitaminas B, grasas buenas) y es poco más que un chute de glucosa. Un festín de glucosa es una bomba incendiaria que causa estragos en el metabolismo de la insulina. Es mejor comer cereales integrales y reducir el consumo de harinas blancas. Las últimas investigaciones indican que las abuelas que seguían esta regla tenían razón: la gente que come muchos cereales integrales suele estar más sana y vivir más años.

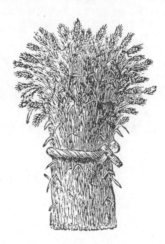

38

Elige aceites y cereales que tradicionalmente se molían a la piedra

Cuando los molinos de piedra eran la única forma de refinar harinas y aceites, la harina y el aceite eran por lo general más nutritivos. En el caso de los cereales, cuando se muelen a la piedra conservan más cantidad de germen y fibras; moliendo a la piedra nunca conseguirás harina blanca. Los beneficios nutricionales de los cereales integrales son impresionantes: fibra, la gama completa de vitaminas B y aceites saludables, nutrientes todos ellos que se sacrifican cuando el cereal se refina en molinos modernos (como ya hemos dicho, las harinas muy refinadas apenas se diferencian del azúcar). También los aceites más nuevos, que se extraen mediante innovadores procedimientos químicos, suelen presentar perfiles de ácidos grasos menos favorables y contener más aditivos que los aceites de oliva, sésamo, palma y cacahuete que siguen obteniéndose de la misma forma que tradicionalmente.

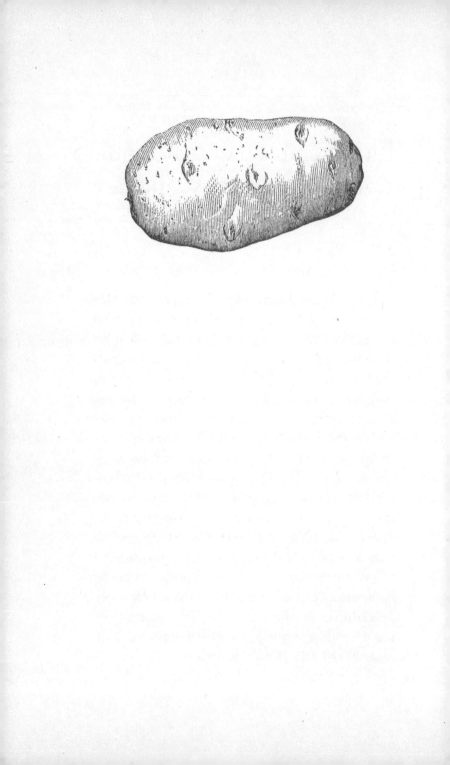

Hínchate de comida basura si quieres, siempre que la hayas cocinado tú

Comer dulces, fritos, bollería o incluso tomarse un refresco de vez en cuando no tiene nada de malo, pero los fabricantes de alimentos procesados han convertido estos caprichos, que antes eran tan caros y difíciles de preparar, en algo tan barato y tan accesible que no hacemos más que hincharnos a ellos todos los días. Las patatas fritas no se convirtieron en la verdura más popular de Estados Unidos hasta que la industria se hizo cargo de las pesadas faenas de lavar, pelar, cortar y freír las patatas… y de limpiar el fregado después. Si cocinaras en casa todas las patatas fritas que consumes, seguro que las comerías en muchas menos ocasiones, aunque solo fuera por el trabajo que conlleva prepararlas. Lo mismo sucede con el pollo frito, las patatas paja, los pasteles, las tartas y los helados. Disfruta de todos esos caprichos tantas veces como estés dispuesto a prepararlos en casa… y es muy probable que no sea todos los días.

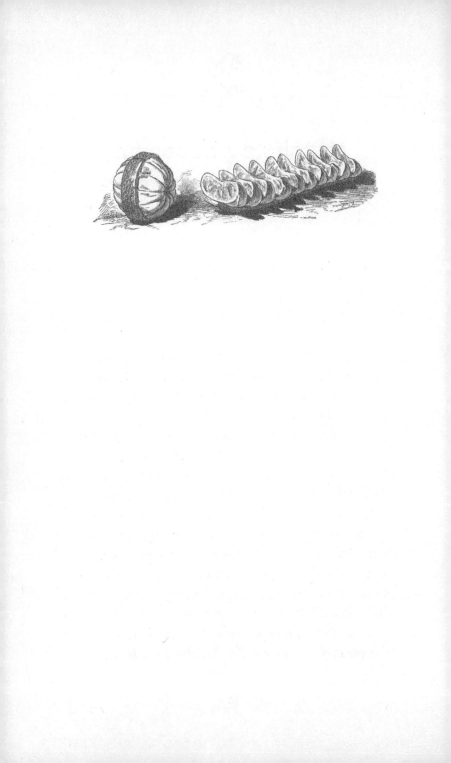

40

Sé de esos que toman suplementos... y luego se los saltan

Sabemos que la gente que toma suplementos dietéticos suele gozar de mejor salud, y también sabemos que la mayoría de esos suplementos no parecen tener ningún efecto cuando han sido sometidos a estudios. ¿Cómo puede ser? La gente que toma suplementos está sana por motivos que no tienen nada que ver con las pastillas. Suelen ser más conscientes de todo lo referente a su salud y suelen tener más estudios y más medios económicos. También puede que hagan más ejercicio y coman más cereales integrales. (Existen excepciones a esta regla, como quienes padecen una falta de nutrientes concretos o los mayores de cincuenta años. Al envejecer, aumenta la cantidad de antioxidantes que necesitamos, y la capacidad de nuestro organismo para absorberlos se reduce. Y si no sueles comer mucho pescado fresco, tampoco te iría mal tomar algún suplemento de aceite de pescado.)

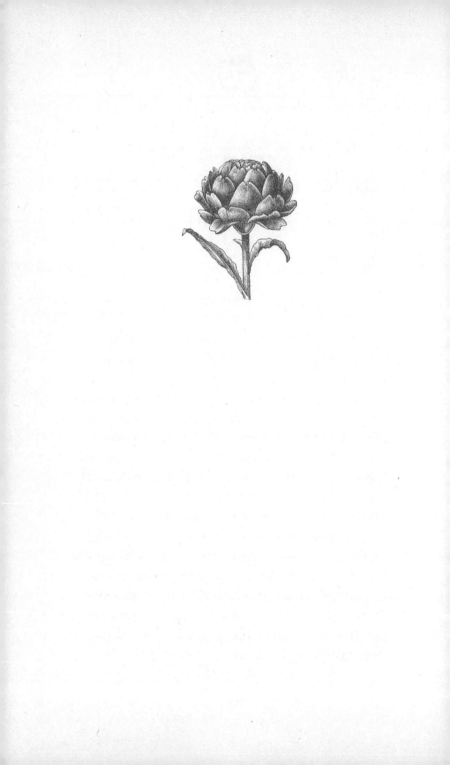

Come más como los franceses.
O como los japoneses.
O como los italianos, o los griegos

L a gente que se alimenta siguiendo las reglas de una cultura gastronómica tradicional suele gozar de mejor salud que quienes comemos siguiendo la moderna dieta occidental de alimentos procesados. Cualquier dieta tradicional nos sirve; si no fuera una dieta saludable, quienes la siguen ya no estarían entre nosotros. Ciertamente, las culturas gastronómicas están íntimamente vinculadas a una sociedad, una economía y una ecología determinadas, y las hay que viajan mejor que otras (la inuit no está tan extendida como la italiana, por ejemplo). Al inspirarnos en otra cultura gastronómica debemos prestar atención al *cómo* se alimenta esa gente, y no solo a los ingredientes que utilizan. Es el caso de la «paradoja francesa». Es muy probable que la clave de la buena salud de los franceses no sean tanto los nutrientes de su dieta (¡¡todas esas grasas saturadas y harinas blancas?!), sino más bien sus hábitos gastronómicos; en Francia la gente come acompañada y con tranquilidad, se sirve raciones más bien pequeñas y no repite después, como tampoco pica entre horas. También debemos fijarnos en las combinaciones de alimentos de las culturas tradicionales: en América Latina, el maíz siempre se ha cocinado con lima y se ha comido acompañado de frijoles. Así, lo que de otro modo sería un almidón nutritivamente deficiente se convierte en la base de una dieta sana y equilibrada. (Los frijoles proporcionan los aminoácidos que le faltan al maíz, y la lima aporta la niacina.) Las culturas que adoptaron el maíz de América Latina sin los frijoles ni la lima acabaron desarrollando graves deficiencias nutricionales, como la pelagra. Las dietas tradicionales son más que la suma de sus alimentos.

Sé escéptico ante los alimentos no tradicionales

La innovación siempre es interesante, pero cuando se trata de comida, merece la pena acercarse con cautela a toda nueva creación. Si las dietas son el resultado de un proceso evolutivo a lo largo del cual diferentes grupos de humanos se han ido adaptando a las plantas, los animales y los hongos que les ha ofrecido un lugar determinado, un alimento novedoso o una innovación culinaria serían algo semejante a una mutación; podría acabar representando una mejora evolutiva, pero hay muchas probabilidades de que no sea así. Los productos derivados de la soja son un buen ejemplo. La gente ha consumido soja en forma de tofu, salsa de soja y tempe durante generaciones, pero en la actualidad tomamos novedades como la «proteína de soja aislada», las «isoflavonas de soja», la «proteína vegetal texturizada» y los aceites de soja parcialmente hidrogenados, y se tienen muchas dudas sobre los efectos que estos nuevos productos pueden provocar en la salud. Un científico y alto cargo de la FDA (el organismo regulador del control de alimentos en Estados Unidos) escribió: «La confianza en los derivados de la soja como alimentos seguros está claramente basada más en una creencia que en datos contrastables».[3] Hasta que dispongamos de esos datos, seguro que haremos mejor comiendo la soja tal como se ha preparado tradicionalmente en Asia, y no según novedosas recetas inventadas por los científicos de la industria de la alimentación.

3. D. M. Sheelan, «Herbal Medicines, Phytoestrogens, and Toxicity: Risk: Benefit Considerations», *Proceedings of the Society for Experimental Biology and Medicine*, n.º 217 (1998), pp. 379-385.

Toma una copa de vino
con la cena

Puede que el vino no sea la panacea universal de la dieta francesa ni de la mediterránea, pero sí que parece ser un componente esencial de todos esos patrones dietéticos. Contamos ya con una considerable cantidad de pruebas científicas que confirman los efectos beneficiosos del alcohol en nuestra salud y les dan la razón a unos cuantos siglos de sabiduría tradicional y anecdotario popular. Conscientes de los perjuicios sociales y físicos del alcoholismo, las autoridades sanitarias se resisten a recomendar la bebida, pero lo cierto es que las personas que beben con moderación y regularidad viven más y sufren considerablemente menos del corazón que las que son del todo abstemias. El alcohol, en todas sus variantes, parece reducir el riesgo de enfermedades cardíacas, pero los polifenoles del vino tinto (en concreto el resveratrol) podrían poseer cualidades protectoras inigualables. La mayoría de los expertos recomiendan no beber más de dos copas al día en el caso de los hombres y una en el de las mujeres. Además, los efectos beneficiosos del alcohol para la salud pueden depender tanto de la cantidad como de los hábitos de consumo; beber un poco todos los días es mejor que beber mucho el fin de semana, y beber con las comidas es mejor que beber con el estómago vacío. Puede que algún día la ciencia descubra qué complejas sinergias actúan en las dietas tradicionales que contienen alcohol, pero hasta entonces podemos dejarnos cautivar por la sabiduría popular... y brindar por esta paradoja.

TERCERA PARTE

¿Cómo hay que comer?

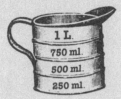

(Con moderación)

Las reglas de las dos secciones anteriores se ocupan de qué comer. Las de esta de algo un poco más intangible, pero no por ello menos importante: las costumbres, hábitos alimentarios, tabúes y reglas tácitas que determinan la relación de una persona (y una cultura) con la comida. El *cómo* se come puede tener tantos efectos en la salud (y el peso) como el *qué* se come.

Quizá sea la lección más profunda de la llamada «paradoja francesa»: el misterio (al menos para los nutricionistas) de un pueblo que come todo tipo de alimentos grasos supuestamente mortales y bebe vino tinto, pero que aun así es más sano, más delgado y algo más longevo que los máximos exponentes de la dieta occidental, los estadounidenses. Lo que los nutricionistas no ven es que los franceses tienen una relación con la comida opuesta a la de Estados Unidos. En Francia casi nunca se pica entre horas, la comida se sirve en platos y raciones pequeños, la gente no suele repetir y casi siempre come acompañada y sin prisas. Estas conductas pueden ser mucho más determinantes que cualquier nutriente supuestamente mágico de su dieta.

Las reglas de esta sección propugnan una relación más sana con la comida, independientemente de lo que comas.

Paga más y come menos

Con la comida, igual que con muchas otras cosas en esta vida, se tiene lo que se paga. Además, existe una relación inversamente proporcional entre calidad y cantidad, y la «experiencia gastronómica» de una persona —la duración de una comida o su índice de placer— no tiene por qué estar directamente relacionada con la cantidad de calorías consumidas. En Estados Unidos, el sector de la alimentación ha dedicado sus energías durante muchos años a aumentar la cantidad y reducir el precio, en lugar de mejorar la calidad. El hecho de que los alimentos de mejor calidad —ya se mida en calidad del sabor o calidad nutritiva (que a menudo coinciden)— sean los más caros es algo que no tiene vuelta de hoja, porque los han cultivado o criado en explotaciones menos intensivas y con mayores cuidados. No todo el mundo puede permitirse comer bien, lo cual es verdaderamente vergonzoso, pero la mayoría sí que podemos. Como decía, en Estados Unidos la situación es la siguiente: los estadounidenses invierten menos de un

10 por ciento de sus ingresos en comida, menos que los ciudadanos de cualquier otro país. A medida que los costes de los alimentos han ido bajando, tanto en términos de precio como del esfuerzo que se requiere para servirlos en la mesa, los estadounidenses han ido comiendo cantidades cada vez mayores (y gastando cada vez más en cuidados médicos). Si, por el contrario, te gastas más dinero para comprar alimentos de mejor calidad, seguramente comerás menos y tratarás la comida con más cuidado. Y si esa comida de mejor calidad también sabe mejor, necesitarás menos cantidad para sentirte satisfecho. Haz que prime siempre la calidad por encima de la cantidad, la experiencia alimentaria por encima de las meras calorías. O como decían las abuelas: «Más vale pagar en el mercado que en la consulta del médico».

... come menos

Seguramente este es el consejo que menos te apetece oír, pero lo cierto es que contamos con pruebas científicas muy convincentes que nos aconsejan comer mucho menos de lo que es habitual en la actualidad (con independencia de que padezcamos o no sobrepeso). La «restricción calórica» ha demostrado repetidas veces que ralentiza el envejecimiento en animales, y muchos investigadores creen que representa el vínculo más sólido que tenemos entre la dieta y la prevención del cáncer. Comemos mucho más de lo que nuestro organismo necesita para mantenerse sano, y ese exceso causa estragos... y no solo en nuestro peso. Sin embargo, no somos los primeros humanos de la historia que lidiamos con los peculiares retos que nos plantea la abundancia de comida, y en culturas precedentes ya se habían diseñado diferentes fórmulas para promover la idea de la moderación. Las reglas que siguen a continuación ofrecen unas cuantas estrategias probadas.

Para de comer antes de saciarte

En la actualidad creemos que es normal y que está bien comer hasta que estemos saciados, pero en muchas culturas se aconseja expresamente dejar de comer mucho antes de llegar a ese punto. Los japoneses tienen un dicho —«hara hachi bu»— que aconseja a la gente dejar de comer cuando se sienta llena en un 80 por ciento. La tradición ayurvédica de la India propone comer hasta que nos sintamos un 75 por ciento saciados; los chinos especifican que un 70 por ciento, y el profeta Mahoma describió un estómago lleno como el que contiene una tercera parte de alimentos, una tercera parte de líquidos y una tercera parte de aire, es decir, nada. (Fíjate en lo relativamente pequeña que es la horquilla que ofrecen todos estos consejos: todos indican algún punto entre un 67 y un 80 por ciento. Elige tú.) También existe una expresión alemana que dice más o menos: «Hay que atar el saco antes de que se llene del todo». Y ¿cuántos de nosotros no hemos tenido abuelos que hablaban de «levantarse de la mesa con una pizca de hambre»? En esto, de nuevo los franceses tienen algo que enseñarnos. Al contrario que los anglosajones, que dicen «I'm hungry» («Estoy hambriento»), en francés, como en español, se dice «Tengo hambre». Al terminar, sin embargo, los franceses no dicen «Estoy lleno» («I'm full», dicen los anglosajones), sino «Je n'ai plus faim», «Ya no tengo más hambre». Es una forma completamente diferente de pensar en la sensación de saciedad. Así pues, no te preguntes si «estás lleno», pregúntate mejor si «ha desaparecido el hambre». Ese momento llegará muchos bocados antes.

Come cuando tengas hambre, no cuando estés aburrido

Es sorprendente lo poco que tiene que ver comer con tener hambre para muchos de nosotros. Comemos por aburrimiento, para entretenernos, para reconfortarnos o para recompensarnos por algo. Intenta tomar conciencia de por qué comes y pregúntate si de verdad tienes hambre, tanto antes de comer como mientras estás en ello. (Un truco: si no tienes hambre como para comerte una manzana, es que no estás hambriento.) La comida es un antidepresivo que sale muy caro.

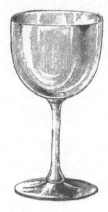

Hazle caso a tu estómago

La mayoría de nosotros dejamos que muchos estímulos externos, normalmente visuales, determinen cuánto comemos. Cuanto mayor es la ración, por ejemplo, más comemos; cuanto mayor es el recipiente, más nos servimos. Igual que en tantísimas otras áreas de la vida moderna, la cultura de la comida se ha convertido en una cultura visual. Sin embargo, cuando se trata de comida, merece la pena cultivar también los demás sentidos, que a menudo nos proporcionan información más útil y precisa. Pueden pasar hasta veinte minutos antes de que el cerebro se entere de que tenemos el estómago lleno; eso quiere decir que, si tardas menos de veinte minutos en acabarte la comida, la sensación de satisfacción llegará demasiado tarde y ya no te servirá de nada. Frena un poco y presta atención a lo que tu cuerpo —y no solo el sentido de la vista— tenga que decirte. Eso es lo que querían decir tus abuelos cada vez que soltaban: «¡Este niño come por los ojos!».

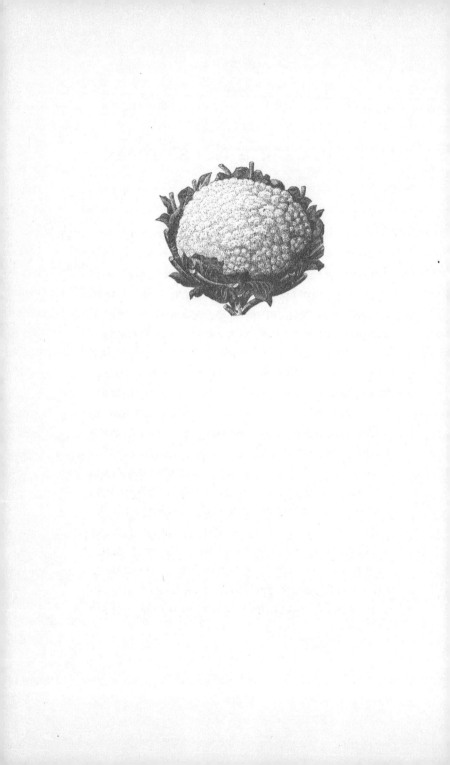

Come despacio

Y no solo para que sepas cuándo tienes que parar. Come lo bastante despacio para saborear los alimentos; te hará falta menos cantidad para sentirte saciado. Si lo que buscas en la comida es una experiencia gastronómica en lugar de una mera cuestión de calorías necesarias, cuanto más lentamente comas, más intensa será la experiencia que obtengas. Existe un proverbio indio que versa sobre todo esto y que dice así: «Bebe la comida, mastica la bebida». Dicho de otra forma, come lo bastante despacio y masticando todo lo que haga falta para licuar la comida, y pasea la bebida por la boca para conseguir paladearla a conciencia antes de tragarla. Esta recomendación parece quizá un poco clínica, pero intenta seguirla por lo menos hasta el punto de apreciar por completo lo que tienes en la boca. Otra estrategia, inmortalizada en una norma de etiqueta casi olvidada, es esta: «Deja el tenedor en la mesa entre bocado y bocado».

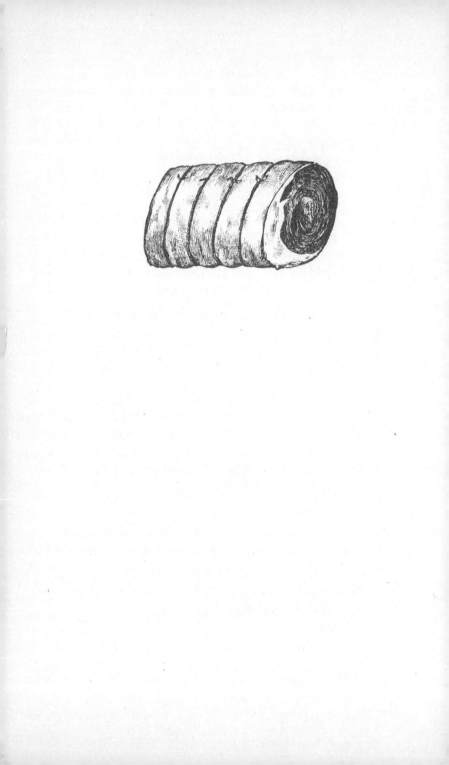

«El banquete está en el primer bocado»

Cumplir este dicho al pie de la letra te ayudará a disfrutar de la comida y a comer más despacio. Ningún otro bocado es tan delicioso como el primero, y el grado de satisfacción irá disminuyendo progresivamente con cada bocado posterior. Los economistas denominan a este fenómeno la «ley de la utilidad marginal decreciente», y es un buen argumento en favor de saborear bien los primeros bocados y dejar de comer antes de lo que solemos; y es que, cuanto más prosigas, más calorías ingerirás, pero no necesariamente obtendrás más placer.

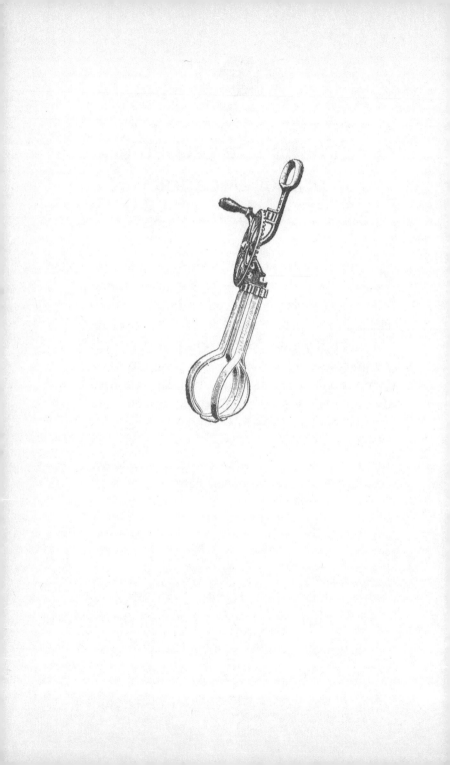

Pasa tanto tiempo disfrutando de la comida como el que ha tardado en prepararse

Este es un sistema de cálculo bastante bueno, que además rinde homenaje al cocinero por el cariño que ha puesto en la preparación de la comida y, al mismo tiempo, te ayuda a comer más despacio y a saborear más.

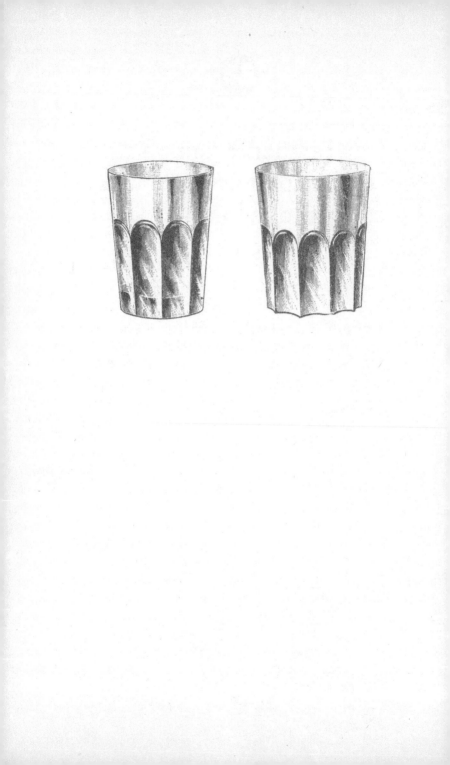

52

Compra platos y vasos más pequeños

Cuanto mayor es la ración, más comemos; hasta un 30 por ciento más. Los departamentos de marketing del sector de la alimentación lo saben, así que sobredimensionan las raciones con la idea de conseguir vendernos mayores cantidades. Pero en casa no tenemos ninguna necesidad de sobredimensionar las raciones que nos preparamos, y no deberíamos hacerlo. Un investigador descubrió que solo con reducir el tamaño del plato, por ejemplo de 30 a 25 centímetros de diámetro, la gente reducía también en un 22 por ciento las raciones que consumía.

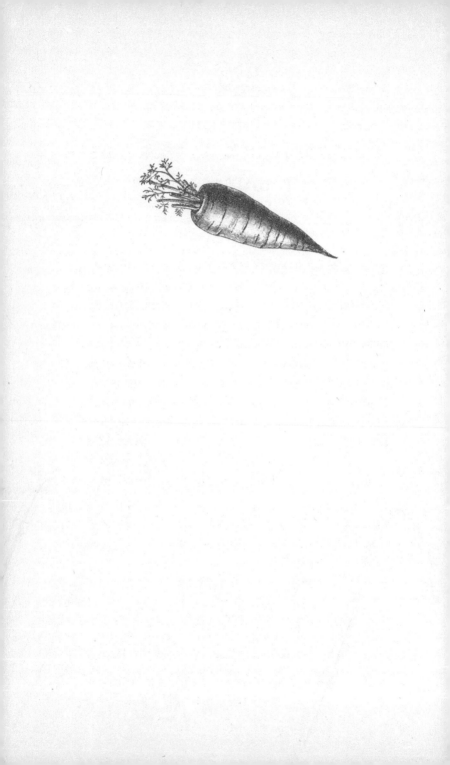

53

Sírvete una ración adecuada y no repitas

Al servirte una segunda vez, pierdes todo control sobre la cantidad que has comido. Así que pensemos en cuánto es una ración adecuada. La sabiduría popular nos ofrece variopintas y sensatas reglas para calcular a ojo. Existe un dicho que nos aconseja no comer nunca una ración de proteína animal mayor que nuestro puño. Otro nos dice que no hay que ingerir más alimentos en una sola comida de lo que cabría en el cuenco formado por las dos manos juntas. De todas formas, si piensas romper esta regla y repetir, espera por lo menos algunos minutos antes de servirte otra vez; puede que descubras que ya no te apetece hacerlo o, si lo haces, no tanto como habías pensado.

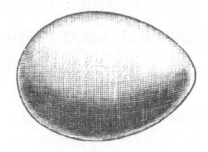

«Desayuna como un rey, come como un príncipe y cena como un mendigo»

Darse una comilona por la noche parece poco saludable, aunque la ciencia no tiene pruebas concluyentes al respecto. Hay investigaciones que sugieren que comer poco antes de ir a la cama eleva los niveles de triglicéridos de la sangre, un marcador de enfermedades cardiovasculares que también está relacionado con el aumento de peso. Además, cuanta más actividad física lleves a cabo tras una comida, más energía quemarán tus músculos antes de que se almacene en forma de grasa. Aun así, hay investigadores que creen que una caloría es una caloría, no importa a qué hora la hayas consumido. De todas maneras, aunque esto sea cierto, cargar más las comidas de la primera mitad del día seguramente comportará reducir el total de calorías diarias, ya que por la mañana solemos tener menos hambre. Otro dicho popular relacionado con esto: «Después de almorzar, échate una siesta; después de cenar, ve a dar una vuelta».

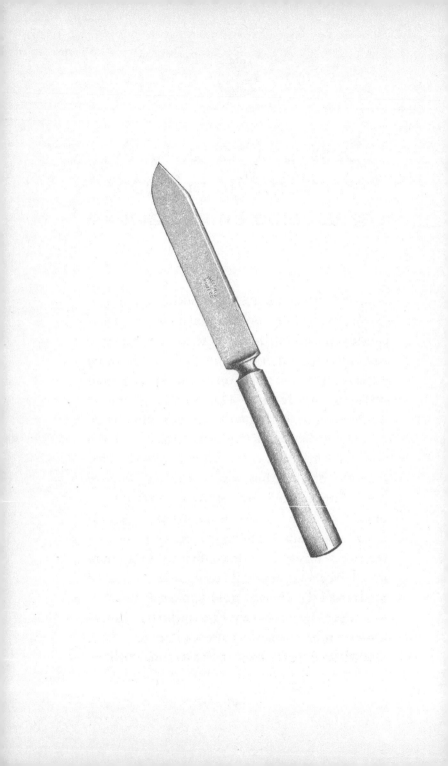

Come en las comidas

Esta recomendación suena casi tan absurda como la de «come comida», pero hoy en día ya no puede darse por sentado. Cada vez picamos más entre horas y comemos menos acompañados. Los sociólogos e investigadores de mercado que estudian los hábitos alimentarios ya no organizan sus resultados en función de las tres comidas tradicionales. Ahora computan «ocasiones de ingestión» e informan de que a las tres principales —desayuno, almuerzo y cena— hemos añadido una cuarta, que se extiende a lo largo del día: la ingestión constante de líquidos o tentempiés mientras vemos la tele, conducimos, trabajamos, etcétera. (Según un estudio, casi una quinta parte de lo que comen los estadounidenses de entre 18 y 50 años se ingiere dentro del coche.) En teoría, tiene sentido tomar cinco o seis comidas más frugales a lo largo del día, pero en la práctica la gente que come así acaba ingiriendo más cantidad y picando más tentempiés procesados. Así que, a menos que puedas asegurarte de que todo lo que picas sea comida de verdad, limítate a las tres comidas tradicionales.

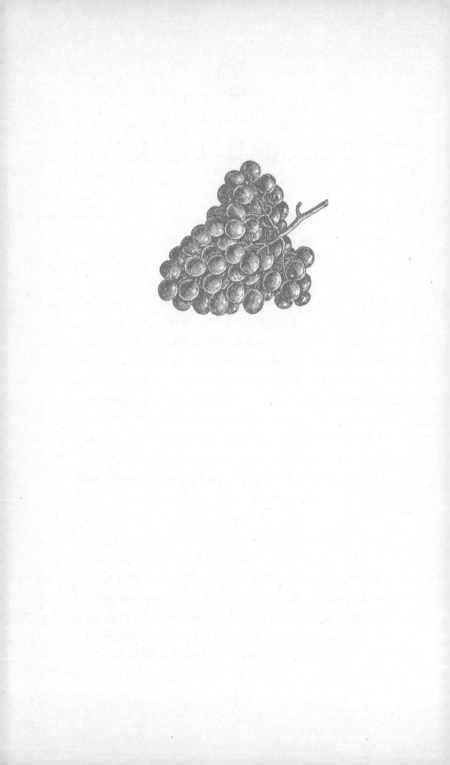

No piques nada que no sean alimentos vegetales sin procesar

¿Recuerdas el viejo tabú que nos advertía contra el «picoteo entre horas»? Después de décadas de insistentes anuncios de tentempiés, hemos erradicado ese sabio consejo de nuestra conciencia. Pero la mayor parte de las 500 calorías que, en concreto los estadounidenses, han añadido a su dieta diaria desde 1980 (el comienzo de la epidemia de obesidad) se deben a los tentempiés procesados, que están cargados de sales, grasas y azúcares. Si vas a picar algo entre horas, intenta que sean frutas, verduras y frutos secos.

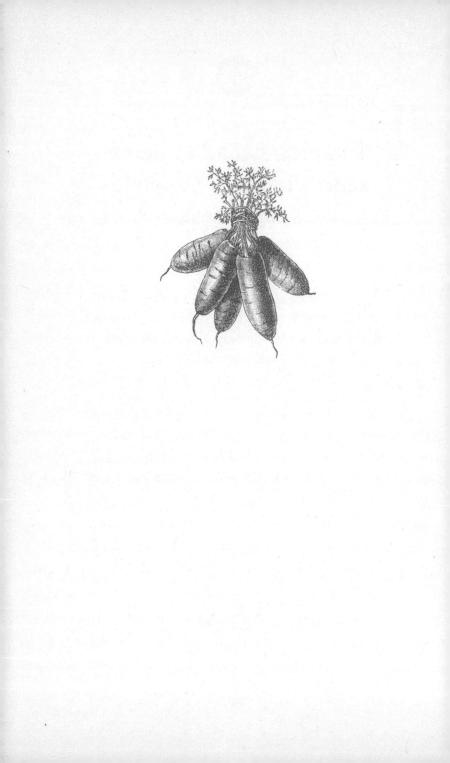

No busques combustible para tu organismo en el mismo lugar donde reposta tu coche

Las gasolineras se han convertido en una máquina de hacer dinero y casi ganan más vendiendo alimentos (y tabaco) que vendiendo carburante. Sin embargo, piensa en qué clase de comida se compra ahí; exceptuando quizá el agua y la leche, todo lo demás ha sido sometido a un alto grado de procesamiento, son tentempiés imperecederos y refrescos endulzados hasta la extravagancia y que se venden en botellas de medio litro. Las gasolineras se han convertido en «estaciones de servicio de maíz procesado»: etanol fuera, para el coche, y jarabe de maíz rico en fructosa dentro, para ti. No comas ahí.

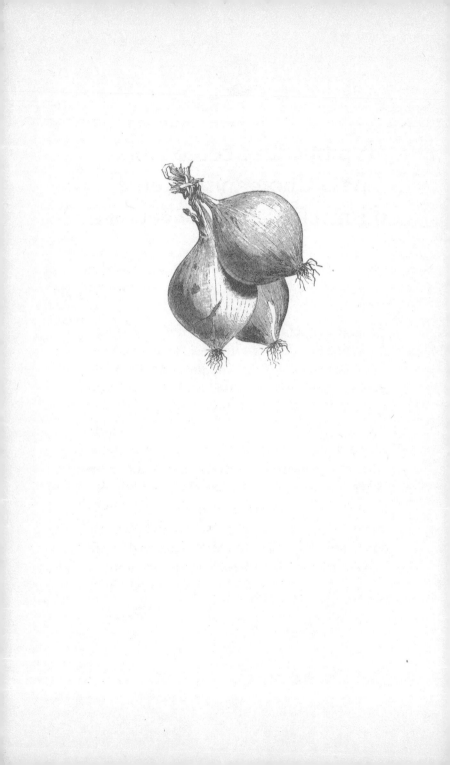

58

Come siempre sentado a una mesa

No, un escritorio no es una mesa. Si comemos mientras trabajamos, o mientras vemos la tele o conducimos, comemos mecánicamente… y en consecuencia comemos muchísimo más de lo que comeríamos sentados a una mesa de verdad, prestando atención a lo que estamos haciendo. Este fenómeno puede comprobarse (y dándole un buen uso, además) de una forma muy fácil: coloca a un niño delante de un televisor y ponle un plato de verduras crudas delante. El niño se comerá todo lo que hay en el plato, muchas veces incluso verduras que normalmente ni siquiera toca, sin darse cuenta de nada. Eso me hace pensar en una excepción a la regla: cuando no estés sentado a una mesa, limítate a comer frutas y verduras.

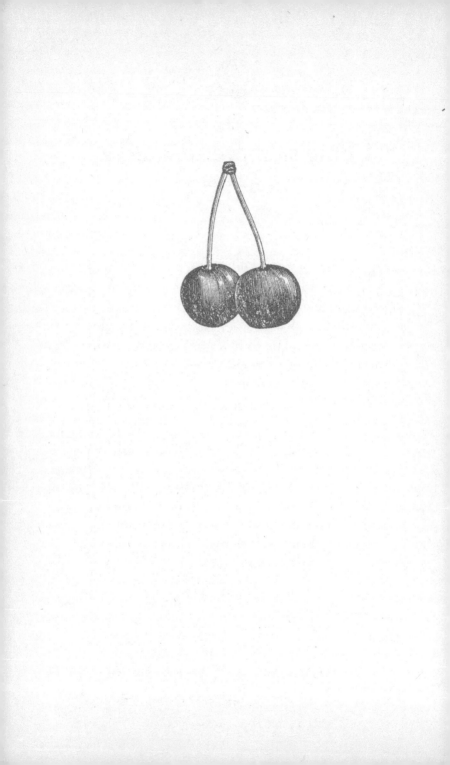

Intenta no comer solo

En la actualidad, cada vez comemos más en solitario. Aunque algunas investigaciones parecen indicar que la gente que come poco consigue aumentar sus raciones al comer con otras personas (a lo mejor porque pasan más tiempo sentados a la mesa), para la gente con tendencia a comer más de la cuenta las comidas en compañía suelen limitar su consumo, aunque solo sea porque seguramente no nos apetece que nadie nos vea atiborrándonos. También solemos comer más despacio, ya que en la mesa suceden más cosas aparte de la ingestión de alimentos. Precisamente por eso hay tantos anuncios de comida pensados para animarnos a comer delante de la tele; cuando comemos solos, comemos más. Pero regular el apetito es solo parte de la historia: una comida en compañía convierte el proceso biológico de comer para alimentar nuestro organismo en un ritual familiar o comunitario.

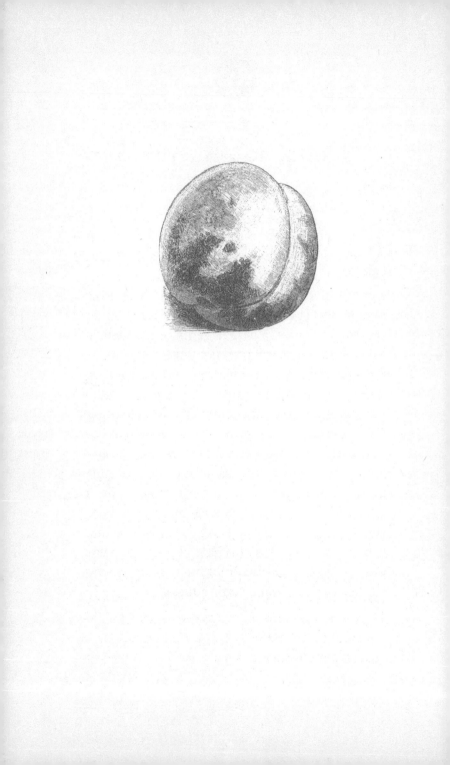

Los caprichos,
caprichos son

No tiene nada de malo comer algo especial de vez en cuando, siempre que no sea todos los días. He aquí otro caso en que hemos salido perdiendo por dejar la preparación de nuestras comidas en manos de grandes corporaciones: alimentos que antes eran muy caros o cuya preparación requería mucho tiempo (desde el pollo frito a las patatas fritas o la bollería y los helados) ahora están a nuestra plena disposición. Freír pollo es tan pesado que la gente no solía prepararlo si no esperaba invitados y tenía mucho tiempo para cocinar. La cantidad de trabajo requerido mantenía a raya la frecuencia con que nos deleitábamos con estos caprichos. Los alimentos para ocasiones especiales constituyen algunos de los mayores placeres de esta vida, así que no deberíamos privarnos de ellos, pero sí reconsiderar el significado de «ocasión especial». Una forma de hacerlo es prepararlos en casa: si tienes que hacer tú el pastel del postre, seguro que no te tomarás la molestia todos los días. Otra estrategia es limitar el consumo de estos alimentos a los fines de semana o las reuniones sociales.

Déjate algo en el plato

A muchos, nuestros padres nos educaron diciéndonos que siempre había que dejar el plato limpio, una máxima que quizá hemos llevado demasiado al extremo una vez que nos hemos hecho mayores. Pero existe una tradición todavía más antigua y más sana que sostiene que es más elegante no terminarse hasta la última miga del plato. «Deja algo para don Modales», les decían antaño a los niños, o «Mejor a la basura que la gordura». Intenta no rebañar el plato hasta dejarlo reluciente; así comerás menos a corto plazo, y a la larga conseguirás aumentar tu autocontrol.

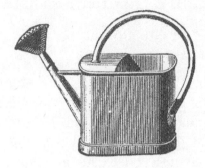

Planta un huerto si tienes dónde; si no, una jardinera

¿Qué tendrá que ver cultivar tus propios alimentos con tu relación con la comida y el comer? Pues todo. Implicarte en los intrincados e infinitamente interesantes procesos de conseguir tu propio sustento es la forma más segura de escapar de la cultura de la comida rápida y los valores que esta lleva implícitos: que hay que comer rápido, barato y fácil; que la comida es un producto de la industria, no de la naturaleza; que la comida es combustible, y no una forma de comunión con los demás, y también con otras especies... con la naturaleza. En un plano más práctico, si tienes huerto podrás comer lo que crezca en él, que serán los productos más frescos y nutritivos que tendrás a tu alcance. También harás ejercicio al cuidar de los cultivos (y saldrás al exterior, lejos de la influencia de las pantallas), ahorrarás dinero (según la Asociación Estadounidense de Horticultura, una inversión de 70 dólares en un huerto de verduras produce una cantidad de alimentos valorada en

600 dólares), y más probabilidades tendrás de seguir la siguiente regla, que es de una importancia capital.

Cocina

El hecho de que cocines tú mismo o dejes que otros hagan el trabajo por ti no debería afectar demasiado a tu salud, en teoría. Sin embargo, a menos que puedas permitirte contratar a un chef particular para que te prepare las comidas siguiendo tus instrucciones al pie de la letra, dejar que otros cocinen por ti implica una pérdida de control sobre lo que comes, tanto en cuestión de raciones como de ingredientes. Cocinar tú mismo es la única forma segura de recuperar el control sobre tu dieta y arrebatárselo a los fabricantes de alimentos procesados y los científicos de la industria de la alimentación, además de garantizar que comes comida de verdad y no sustancias comestibles con aspecto alimenticio, repletas de grasas perjudiciales, jarabe de maíz rico en fructosa y con un exceso de sal. A nadie debería extrañarle que el declive de la cocina casera esté directamente relacionado con el aumento de la obesidad, y existen estudios que parecen indicar que la gente que cocina en casa suele llevar una dieta más saludable.

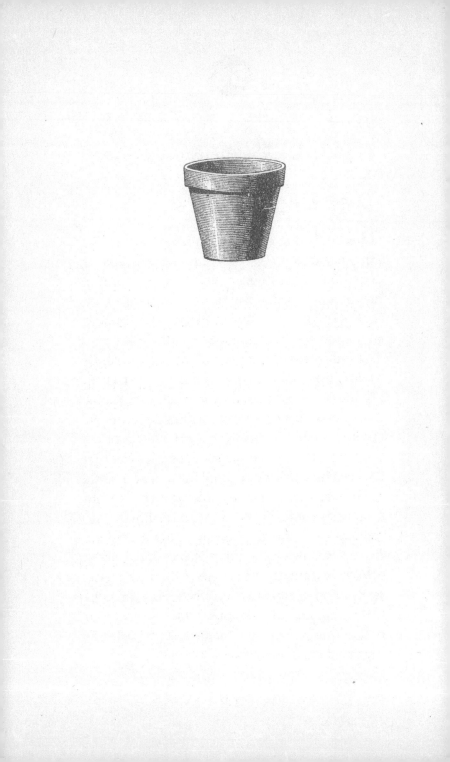

Sáltate las reglas alguna que otra vez

Obsesionarse con las reglas del saber comer no es bueno para la felicidad de nadie, y seguramente tampoco para tu salud. Nuestra experiencia durante las últimas décadas parece indicar que hacer régimen y preocuparse demasiado por la nutrición no nos ha hecho estar más sanos ni más delgados. Por el contrario, cultivar una actitud más relajada hacia la comida es mucho más importante. Siempre habrá ocasiones especiales en las que querrás tirar estas reglas por la borda, pero no todas ellas caerán en saco roto (sobre todo si conservas la número 60). Lo que importa no es ese día puntual de la ocasión especial, sino la práctica diaria: los hábitos interiorizados que determinan cómo y qué comes en un día cualquiera. «Todo con moderación», suele decirse, pero no debemos olvidar ese sabio colofón que a veces se atribuye a Oscar Wilde: «… la moderación incluida».

Agradecimientos

Quisiera dar las gracias a todas las personas que me han ayudado a escribir este libro. De muchas de ellas ni siquiera sé su nombre, y otras muchas ni siquiera saben que me han ayudado. Sin embargo, hay unas cuantas a las que sí me alegra infinitamente poder agradecerles su contribución. David Ludwig, médico, leyó el manuscrito y me hizo llegar muchas sugerencias; también detectó varios errores, aunque de ninguna forma es responsable de los que puedan haberse colado. Ha sido para mí un profesor inestimable en cuestiones de nutrición. Igual que Daphne Miller, médico también, que ha aportado varias reglas memorables extraídas de su práctica médica y su enorme trabajo de campo sobre dietas tradicionales de todo el mundo. También he aprendido muchísimo sobre dieta y salud gracias a mis conversaciones con Marion Nestle, Walter Willett y Joan Gussow, aunque estoy seguro de que todos ellos encontrarán en estas páginas cosas con las que no estarán de acuerdo. Le debo un agradecimiento especial a Tara Parker-Pope, del *New York Times*, por dejarme solicitar reglas a través de su blog, y también a sus lectores, que con su abrumadora respuesta enriquecieron increíblemente este proyecto. Mi viejo amigo y colega Michael Schwarz leyó el manuscrito y lo mejoró con sus correcciones; gracias, Michael, una vez más. Y gracias también a Amanda Urban y su fantástico equipo de ICM, y al maravilloso personal de Penguin, pero sobre todo a Ann Godoff, Lindsay Whalen, Holly Watson y Rachel Burd. Por la alta calidad de sus investigaciones y sus correcciones, estoy en deuda con Malia Wollan. Adrienne Davich también contribuyó con estudios muy valiosos y comprobaciones de datos. Por último, mi agradecimiento de todo corazón para Judith e Isaac, los mejores compañeros de cena que nadie pueda desear: vuestras ideas y palabras (y qué decir de vuestra cocina) siempre me alimentan, y sobre todo han alimentado este libro.

¡A DORMIR!
Cómo solucionar el problema del insomnio infantil
de Dr. Eduard Estivill

Un tercio de los niños padecen insomnio, es decir, se resisten a acostarse y se despiertan varias veces cada noche. Ello puede tener graves consecuencias. Los niños se vuelven irritables e inseguros y, a medio plazo, pueden acabar teniendo problemas para relacionarse con los demás. En los padres, el inevitable agotamiento puede perjudicar su vida conyugal. Este libro, rigurosamente científico, no sólo explica cómo enseñarles a dormir bien desde el principio, sino que revela cómo acabar definitivamente con el problema. El sencillo método del doctor Eduard Estivill, uno de los principales expertos en temas de insomnio infantil, ha funcionado en el 96 por ciento los casos en los que se ha aplicado y ha ayudado a dormir a miles de niños alrededor del mundo. En esta edición actualizada y revisada, el doctor Estivill les ofrece a todos los padres y educadores la oportunidad de conseguir que los niños duerman adecuadamente desde el primer día de vida.

Autoayuda/Familia

EL MEJOR NEGOCIO ERES TÚ
de Reid Hoffman y Ben Casnocha

La seguridad en el empleo es cosa del pasado y la competencia en el mercado de trabajo se ha hecho feroz. Todos los sectores económicos están experimentando transformaciones radicales. Frente a esta situación, el cofundador y presidente de LinkedIn, Reid Hoffman, junto con Ben Casnocha, plantean que la clave para impulsar tu carrera en este entorno altamente competitivo radica en gestionarla como si tú mismo fueras un negocio vivo, palpitante y en crecimiento. Partiendo de su experiencia en el lanzamiento de innumerables iniciativas empresariales en Silicon Valley, los autores recomiendan que actúes como un empresario que acaba de lanzar un nuevo negocio: invierte en ti mismo, desarrolla tus contactos, asume riesgos y saca provecho de la incertidumbre y la volatilidad. *El mejor negocio eres tú* te proporciona las herramientas para ponerte al mando de tu carrera y mantener el control sobre tu futuro.

Negocios/Carreras